KB215527

밥따로 물따로

사계절
체질 건강법

사계절 체질 건강법

ⓒ이상문, 2007

이상문이 지은 것을 정신세계사 정주득이 2007년 7월 31일 처음 펴내다. 편집주간 이균형,
김우종이 다듬고, 김진혜가 꾸미고, 포유 프린팅에서 출력을, 한서지업사에서 종이를, 영신
사에서 인쇄와 제본을, 기획 및 영업차장 김영수, 하지혜가 책의 관리를 맡다. 정신세계사의
등록일자는 1978년 4월 25일(제1-100호), 주소는 03785 서울시 서대문구 연희로2길 76 A동
한빛빌딩 2층, 전화는 02)733-3134(대표전화), 팩스는 02)733-3144, 홈페이지는
www.mindbook.co.kr, 인터넷 카페는 cafe.naver.com/mindbooky이다.

2019년 2월 21일 박은 책 (초판 제6쇄)

ISBN 978-89-357-0289-3 03510

밥따로 물따로

사계절
체질 건강법

⊙이상문 지음

정신세계사

1974년도에 한의원을 운영하고 있을 때의 일이다. 옆에서 철학원을 하시는 고향 어르신의 권유로 역학(易學)을 공부하게 되었다. 한번 공부에 심취하다보니 한의원까지 정리하고 본격적으로 인생상담을 하게 되었는데, 전수받을 때는 다 맞는 것 같아서 신기했으나 막상 직접 응용해보니 사람에 따라 맞기도 하고 틀리기도 하여 건강을 위한 오운육기(五運六氣) 처방법도 환자들에게 큰 도움이 되지 못하는 것 같다는 회의에 빠지게 되었다. 그리하여 모든 것을 포기하고 다시 원점에서부터 연구해온 결과이자 깨달음이 바로 사계절 체질 건강 이론이다.

　그것은 해(日: 陽)와 달(月: 陰)이 운행하는 가운데 오행(木火土金水)이 있는 것이지 오행 안에 해와 달이 있는 것이 아니라는 사실이었다. 쉽게 이해를 돕자면 해와 달이 운행하는 가운데 천하만물의 생사윤회가 돌고 도는 것이지, 목화토금수 안에서 단독적인 천하만물의 생사윤회는 있을 수가 없다는 것이다. 해와 달의 운행이 없다면 세상은 암흑천지로 변할 수밖에 없다. 그래서 인생상담을 할 때 해(日)와 달(月), 즉 기본적인 음양론을 빼놓고 연월일시에 따른 오행의 강약으로만 하려다보니 맞기도 하고 틀리기도 한다는 생각이 들었다. 또한 같은 원리의 철학적 오운육기 처방법 역시 환자 치유에 큰 도움이 되지 못한다는 것도 알게 되었다.

　이렇게 대망의 생명의 법을 깨닫고서는 인생상담을 운운한다는 것이 용납할 수 없는 일로 여겨져 그 일을 그만두게 되었고, 다만 이러한 이치가 살아가는 동안 건강한 삶을 원하는 많은 사람들에게는 꼭 알아야 할 이론이기 때문에 예방 차원에서 사계절 건강법의 원리를 밝혀 드러내놓고자 힘쓰는 삶을 시작하게 되었다.

나 자신이 터득한 건강법의 핵심인 사계절 건강법을 이제야 따로 묶어내는 것은 늦은 감이 있지만, 이것은 기존의 저서인 《밥따로 물따로 음양식사법》과 상호보완적인 성격의 책이 될 것이다. 누구나 이 책을 읽고 사계절 이론을 이해하게 된다면, 자기 몸 하나뿐만 아니라 사랑하는 부모나 자녀들의 건강을 예방하고 치유하는 데도 조금의 부족함이 없을 것이라는 점을 거듭 확신하는 바이다. 특히 만성병과 불치병으로 음양감식 조절법을 실천하고 있는 독자들을 위하여 조금이나마 도움이 될까하여 따로 이 이론을 펴내는 것이니, 《밥따로 물따로 음양식사법》을 읽은 독자들은 반드시 그 책의 부족함을 채우는 참고서로 삼아주셨으면 한다.

다시 당부하자면, 《밥따로 물따로 음양식사법》을 읽고 실천하시는 독자들은 사계절 건강법을 참고하시고, 이 책에 나오는 사계절 건강법을 먼저 읽게 된 독자들은 《밥따로 물따로 음양식사법》을 꼭 참고하시기 바란다.

차례

3부 사계절 처방법의 원리와 실제

1. 너무도 중요한 음양오행

2. 모자라는 것을 채워주기만 하면 된다

4. 월별 처방법의 실제

5. 처방 이전의 예방을 위한 조언

6. 감기가 오는 원인에서 본 사계절 처방

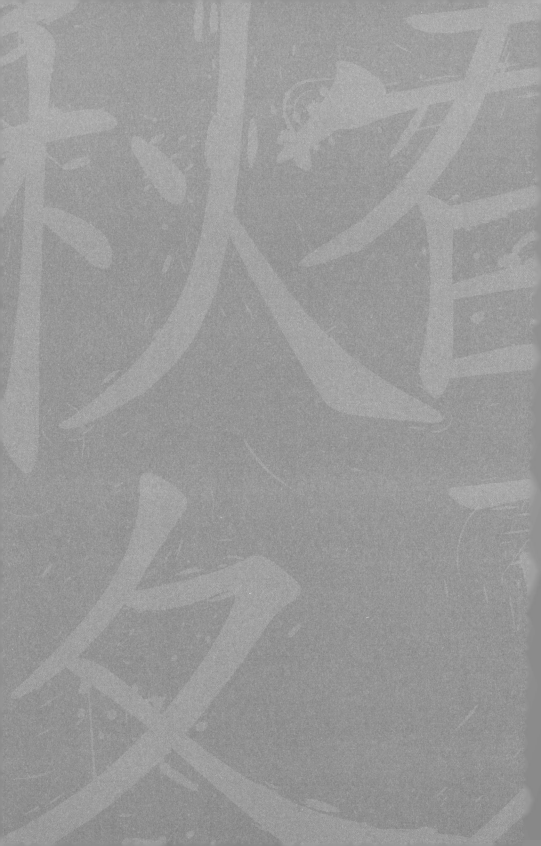

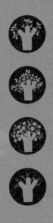

1부
사계절 체질 건강법이란 무엇인가?

우주만물 삼라만상의 생사윤회는 해(日)와 달(月)이 운행하는 가운데 존재한다. 해와 달의 운행이 없다면 우주는 암흑천지로 변할 것이다.

지구는 태양계의 영향을 받아 만물의 윤회를 낳고, 인간은 지구의 영향을 받아 내면의 윤회를 낳는다. 그러나 대부분은 어느 연월일시에 태어나서 살아가다 어느 날 갑자기 죽는다는 것만 알았지, 일생 동안 자신이 태어난 계절이 얼마나 중요하고 크게 작용하는가를 깨닫지 못하고 살아간다.

필자가 깨닫고 체험하고 임상하고 결과를 확인한 범위 내에서는, 인간이 건강한 삶을 유지하는 데는 우리 몸에 미치는 사계절의 영향을 이해하는 것이 매우 중요하다. 이 책에서는 그 이론의 핵심을 밝히고자 한다.

사실 이론이니 핵심이니 해서 말이 상당히 거창해진 듯한데, 알고 보면 사계절 체질 건강법의 핵심 이론은 너무나 간단하고 명확해서 누구나 쉽게 이해할 수 있고 실행할 수 있다. 또한 이는 개개인의 건강을 스스로가 예방하고 치유하고 다스려나갈 줄 알게 하는 처방법이다.

1장
봄과 가을의 질병

봄은 가을을 그리워한다

　엄동설한이 지난 세력을 갈무리하고 삼라만상이 모두 꽃을 피우는 봄이 오면, 바야흐로 온갖 생명은 지기(地氣)를 받아 생동하게 된다.

　자연의 섭리에 따라 봄하늘은 낮고 탁하다. 거칠게 부는 봄바람은 겨울잠에서 아직 덜 깨어난 게으른 산천초목을 일깨워 훈훈한 아지랑이 봄기운을 흡족하게 먹고 성장하여 가을에는 탐스러운 열매를 맺어 후손을 이어갈 수 있게 한다. 또한 봄은 아름다운 씨앗을 생산하여 후손을 이어갈 가을의 희망과 높고 고요한 가을하늘의 맑고 깨끗하고 신선한 공기를 그리워하고 있다.

이렇듯 봄은 가을을 그리워하고 있기 때문에, 가을은 봄의 남편이요 아내가 된다.

가을은 봄을 그리워한다

가을이 되면 삼라만상 산천초목이 후손을 이어갈 열매를 맺어 즐거운 비명을 지른다. 높은 가을하늘의 산뜻하고 맑은 공기는 탐스러운 열매마다 아름다운 자태를 더욱 뽐내게 한다.

그러나 앞을 보니 엄동설한이 기다리고 있어 씨앗(후손)이 얼어죽지 않게끔 갈무리를 하려는 걱정이 태산 같고, 뒤를 돌아보니 거친 봄바람에 시달리며 가을에 대한 희망을 안고 파릇파릇 생동하던 시절이 그립다.

이렇듯 가을은 봄을 그리워하고 있기 때문에, 봄은 가을의 남편이요 아내가 되는 것이다.

오행상으로 봄과 가을은 상극이다

음양오행으로는 봄은 목(木)이요. 가을은 금(金)이다. 또한 金과 木은 상극이다. 그런데 상극이면 나쁜 사이인가? 왜 보통 상극은 나쁘다고 생각하는 것일까? 나무가 아무리 단단해도 쇠붙이 도구로 치게 되면 부러지기 때문이다.

그러나 상극의 원리는 단편적으로 생각할 때 나쁜 것이지 원리적으로 생각해보면 꼭 필요한 참진리이다. 왜냐하면 상극이 부딪쳐야만 새로운 것이 탄생하기 때문이다. 생각해보라. 나무가 아무리 좋아도 그 모습 그대로는 수천 년이 흘러도 새로운 존재로 변할 수가 없다. 그러나 쇠붙이 도구로 다듬어지면 새로운 작품, 값비싼 제품으로 거듭 탄생하게 된다.

이와 같이 상극은 상대성 원리요, 불변의 진리다.

봄은 소년 시절이요, 가을은 노년기다

　봄을 맞이하는 인간의 심성은 참으로 바쁘고 가슴 설레기 마련이다. 농부들은 가을에 있을 수확의 희망을 안고 논밭에 씨를 뿌리며 땀 흘려 일을 하고, 상춘객들은 봄바람에 흔들리며 만개한 꽃의 향기와 엷은 초록색 향기에 만취해서 어린 소년 시절의 감성으로 "우와~" 하는 함성도 지른다. "안녕하세요" 하며 봄을 안내하는 개나리꽃에 마음이 동요되고 "어서 오세요" 하고 손짓하는 진달래꽃에 만취되어 온 산천을 헤맨다. 싱글벙글 웃는 장미꽃에 현혹되어 한 송이 꺾으려다 가시에 손이 찔려 피가 나는 우스꽝스러운 망신살까지 보이지만, 봄바람에 흔들리는 사람들은 바람에 흔들리는 갈대와도 같아서 결국은 이리 흔들 저리 흔들 하다가 춘곤증에 지쳐 있는 동안 어느덧 봄은 지나가 버린다. 이처럼 가을의 수확과 높은 가을하늘의 산뜻하고 맑은 공기와 원색의 가을 풍경을 그리워하게 되는 심성의 계절이 봄이다.

봄은 기의 부족을 부른다

음력 1, 2, 3월에 태어난 사람들은 선천적으로 폐의 기능이 약해서 간의 기능도 약하게끔 되어 있다. 쉽게 이해를 돕자면 선천적으로 폐가 산소를 흡수하는 기능이 약해서 그 결과로 피를 건강하게 하는 간 기능 또한 약해진다는 것이다.

그렇다고 폐와 간에 꼭 병이 온다는 것이 아니고 순행의 법칙에 의해 기능이 그렇다는 것이다. 그래서 봄에 태어난 사람들의 체질을 살폈을 때, 만 가지 병이 오는 근원은 기 부족으로 인한 생혈 부족이라는 것이다. 우리 인체는 자연의 섭리에 따라 사계절 기후에 영향을 받기 때문이다.

그러면 왜 계절의 영향을 받는 것일까. 봄에 태어난 사람은 그 지난해 4월에서 6월 사이에 입태(임신)하게 되는데, 자연의 섭리는 겨울에 모든 에너지를 갈무리했다가 봄이 되면 내면에 축척되어 있던 에너지를 뽑아 만물을 생장시킨다. 이때는 마치 사춘기와 같은 시절이라 특히 물이 많이 필요한 여름을 맞이하면서 입태가 되면(임신을 하게 되면), 여름은 바깥은 더워도 땅속은 냉한 것과 같이 우리 인체도 몸 밖은 더워도 속은 냉해진다. 이처럼 냉한 환경에서 사람의 아들로 형성되려는 가운데 먹는 것마저 찬 음식과 냉수와 차가운 음료수 등을 많이 찾게 되기 때문에, 선천적으로 냉기운을 짊어지고 폐는 열기운에 지쳐 금생수(金生水) 상생의 원리로 입태 때부터 폐의 기능을 소모시켜 산소 흡수를 할 수 있는 기능이 약화된다. 그리하여 근본적으로 폐 기능이 약한 탓에 산소 부족으로 만 가지 병이 올 수 있다는 것이다. 게다가 산소가 부족하면 생혈을 생산하는 기능(간)까지 약해지므로 생혈 부족으로도 만병이 올 수 있다.

그러나 봄에 출생한 독자들이 "그렇다면 내가 폐가 나쁘고 피가 부족하단 말인가"라고 걱정할 일은 아닌 것이, 절대적으로 폐와 간이 나쁘다는 것이 아니고 그저 선천적으로 태어난 체질이 그렇다는 뜻이니 오해가 없으셨으면 한다.

그리고 불치병이나 만성병으로 오랫동안 고생을 하는 사람에게는 세부적으로 1, 2, 3월 중에서도 어느 달에 태어났는가에 따라서 처방법이 조금씩 달라지게 되는데, 병을 고치는 것보다도 예방이 더욱 중요하다고 생각하기에 심사숙고 끝에 여기서는 우선 그 원리부터 밝히는 것이니 많이 참고하시기를 바란다.

"병 중에 제일 무서운 병이 어떤 병이냐" 하고 묻는다면 세상 사람들이나 의학계는 아마도 암, AIDS(에이즈), 기타 등등의 질병들이라고 대답할 것이다.

그러나 필자는 "이 세상에서 제일 무서운 병은 상사병"이라고 대답할 것이다. 왜냐하면 그 괴로움과 증상만 보고 아무리 좋은 약을 써봤자 상사병에는 백약이 무효이기 때문이다. 하지만 특효약, 즉 그리워하는 대상인 남자나 여자를 데려다주면 거짓말같이 낫는다. 오늘날 현대의학이나 한의학에서는 상사병의 원인을 모르고 증상에 따라 결과에만 치중해 치료를 하려고 하다보니 아무리 좋은 약이나 방법을 동원하여 치료를 해도 20~30퍼센트밖에 못 고친다는 비판을 받고 있는 것이다.

그러니 누구나 인체의 차원에서 '선천적인 상사병'이 무엇인가를 정확히 알고 처방한다면 세계에서 제일가는 명의가 될 수 있을 것이다. 그것이 바로 사계절 건강법이다. 사계절 건강법에서는, 봄에 태어난 사람들은 폐의 기능을 높이고 건강하게 유지하는 데 항상 관심을 기울이도록 한다.

가을은 생혈의 부족을 부른다

7, 8, 9월에 태어난 사람들은 선천적으로 간 기능이 약하여 생혈이 부족하고, 그 탓으로 폐 기능까지 약화되어 산소 결핍으로 인한 만 가지 병을 얻기 쉽다. 물론 절대적으로 간과 폐가 나쁘다는 뜻이 아니라 순행의 법칙에 의한 체질이 그렇다는 것이다. 그래서 가을에 태어난 사람에게는 간이 남편이요 아내가 되는 셈인데, 그 이유는 다음과 같다.

가을에 태어나는 사람은 그 지난해 10, 11, 12월 겨울에 입태가 되는데, 겨울은 자연의 섭리상 모든 생명체가 얼어 죽지 않도록 대기의 기를 모아 갈무리하는 때이므로 산천은 꽁꽁 얼어도 내면의 지열은 따뜻하여 모든 생명체를 보호한다. 이와 같이 우리 인체도 겨울이 되면 몸 밖은 추워도 속에서는 따뜻하고 뜨거운 기운이 일어난다. 또한 겨울이 되면 누구나 따뜻하고 뜨거운 음식을 즐겨 먹기 때문에, 정자가 난자를 만나 사람의 아들로 형성되는 가운데 따뜻한 환경과 뜨거운 음식으로 인한 열 기운으로, 즉 목생화(木生火) 상생으로 인하여 간의 기가 소모되는 관계로 선천적으로 간 기능은 약화되고 따라서 폐 기능도 약화된다.

이렇듯 봄과 가을에 태어난 사람들의 체질은 다르나, 그 병이 오는 원인은 같기 때문에 서로 부부간이라고 할 수 있다.

봄에 태어난 사람들에게 병이 오는 원인을 말할 때는 기의 부족으로 인한 생혈 부족으로 왔다고 하고, 가을에 태어난 사람들의 병이 오는 원인을 말할 때는 생혈 부족으로 인한 기 부족으로 왔다고 하기 때문에, 예방 차원에서 처방하는 약재는 같으나 봄에는 삼분의 이 정도는 폐를 위주로, 가을에는 간을 위주로 하는 것만 다를 뿐이다.

다만 중병이나 만성병이나 기타 질병의 치료 처방을 할 때만은 사계절의 기본 처방에다 태어난 달의 기후 변화의 영향까지 고려하여 가감처방을 하게 된다.

봄에 태어난 사람은 선천적으로 폐 기능이 약하여 산소 흡입 부족으로 인한 생혈 부족으로 만 가지 병이 오는데, 쉽게 이해를 돕자면 간에서 건강한 피를 만들 수 있는 능력은 100퍼센트 충분한데 폐에서 산소를 흡수해서 운송하는 능력이 50퍼센트밖에 없기 때문에 간에서도 제 능력의 50퍼센트만 발휘하게 된다. 그로 인해 폐, 대장, 신장, 방광, 간장 등의 순으로 만 가지 병이 오는 것이다.

반대로 가을에 태어난 사람은 선천적으로 간 기능이 약하여 생혈 부족으로 만 가지 병이 오는데, 쉽게 이해를 돕자면 폐에서는 산소의 흡입이 100퍼센트 충분한데 간에서 건강한 피를 만들 수 있는 능력이 50퍼센트밖에 없기 때문에 폐도 자연적으로 산소 흡입을 50퍼센트만 하게 되어 간, 심장, 위장, 폐 등의 순으로 만 가지 병이 올 수 있는 것이다.

2장

여름과 겨울의 질병

여름은 겨울을 그리워한다

여름은 삼라만상의 산천초목이 성장하는 시간이라서 무덥고 습하며 뜨거운 햇볕에 물이 많이 필요하고 소모되는 계절이다.

자연의 섭리는 여름이 되면 내기의 힘을 분출시켜 만물을 성장시킨다. 내면은 냉하지만 외기만은 열 기운으로 왕성하게 하는 것이다. 이처럼 여름은 내기를 채우는 겨울을 그리워하기 때문에 겨울이 남편이요 아내가 된다.

여름 한철에는 사람들의 불쾌지수가 높다. 무덥고 습하고 높은 불쾌지수에 짜증이 난다. 그래서 몸 밖의 더위를 식히기 위해 찬물과 얼음물을 몸속에 자꾸 넣어 먹고 마시다보니, 속은 더욱 냉해지고 세포는 들뜨게 되어 이로 인한 질병이 자주 발생하는 것이다. 그래서 인간의 몸도 여름이 되면 자연히 겨울을 그리워하게 된다.

신수(腎水)의 부족과 기화(氣化) 실증(實症)이란 말은 무슨 뜻인가. 불길은 강하고 물은 적다는 뜻이다.

여름에 태어난 사람들은 열이 많아 심장병, 고혈압 등 등의 화기로 인한 다양한 질병들이 올 수 있다. 단편적인 생각으로는 더운 계절에 태어났으니 화기가 넘친다고 생각할 수 있겠지만 절대로 그렇지 않다.

왜 그렇지 않은가에 대해서는 입태하는 시기를 계산해 보기로 하자. 여름에 태어난 사람들은 그 지난해 7, 8, 9월에 입태(임신되는 시기)가 되는데 자연의 섭리로 7, 8, 9월은 봄과 여름을 지나면서 흐트러진 대기의 기운을 안으로 모아들이는 시기이므로, 내면의 지기는 온기가 발생하는 계절이다. 이와 같이 우리 인체 역시 정자가 난자를 만나 사람의 아들로 형성되는 초기부터 더운 환경 속에서 가을과 겨울과 봄을 지나는 동안 뜨거운 음식만 먹는 열기를 받았으니 신장은 열 기운에 의해 수생목(水生木) 기능이 약해지는 반면 심장은 열 기운이 강해져 火(열)체로 태어나기 때문에 더욱 겨울을 그리워하는 체질이 되는 것이다. 그래서 여름에 태어난 사람은 신장을 잘 관리해야 한다.

여름에 태어난 사람들에게 만 가지 병이 발병할 때는 화기(火氣)가 넘쳐 시작되지만, 만성이 되면 오히려 겨울옷을 가짜로 입은 증상이 나타나기 때문에 속지 않도록 명심해야 한다.

누구든지 여름에 태어난 사람이 질병으로 오래도록 고생을 할 때는 자신의 질병이 발병할 때의 증상부터 자세히 생각해봐야 한다. 평소에는 추위를 모르고 살아왔는데 언제부턴가 추위를 느끼고 여름에도 팔다리가 시리고 냉한 몸이 되어 겨울양말을 신고 내복을 입어야 할 정도라면, "아하~ 요놈의 병이 겨울옷을 가짜로 입고 나타났다"는 것을 알아차려야 한다.

이러한 증상이 나타났을 때 한의원이나 병원을 찾아가면 십중팔구는 증상만 보고 냉한 체질이라며 더운 약을 처방할 것이다. 그러나 약을 먹어도 기대보다 실망할 때가 더 많을 것이니, 태어난 계절에 따른 체질을 명심하고 처방의 기준으로 삼는다면 약을 복용했을 때 더 좋은 효과를 볼 수 있을 것이다.

겨울은 여름을 그리워한다

　겨울이 되면 대지가 꽁꽁 얼어붙는다. 겨울에는 다음 계절을 위하여 초목을 옷 벗게 하고 수기(水氣)는 뿌리에 모아 따뜻한 온기로 갈무리하는 것이 자연의 섭리다.

　물론 순행의 법칙에는 상대성 원리가 있듯이, 겨울은 멀리 떠난 남편과 아내를 그리워하듯이 여름을 그리워한다. 겨울에 갈무리한 모든 지기(地氣)를 여름을 위해, 즉 남편과 아내에게 바치리라 결심하는 것이다.

겨울은 기화의 부족을 부른다

쉬운 비유로 이해를 돕자면, 보일러의 난방 기능이 약해서 온돌방에 순환이 잘 안 된다는 뜻이다. 겨울에 태어난 사람들은 냉한 체질이라 만병의 근원이 심장의 화기 부족에서 오며, 그 탓에 신장의 기능도 약화되어 순환의 부족이 생기게 된다. 이 역시 절대적으로 심장이 나쁘고 콩팥이 나쁘다는 뜻이 아니라 선천적인 체질이 그렇다는 말이다.

그렇다면 추운 겨울에 태어났기 때문에 냉한 체질일까? 태어난 것이 결과라면, 그 이전에서 원인을 찾아야 옳을 것이다. 겨울에 태어난 사람들의 입태(임신시기)는 1, 2, 3월이 되므로, 정자가 난자를 만나 사람의 아들로 형성되는 초창기부터 여름철을 맞이하게 된다. 앞서 설명했듯 여름이 되면 대지는 무덥지만 땅속은 냉한 것처럼 우리 인체도 여름이 되면 몸 밖은 무덥지만 체내에는 냉기운이 많다. 게다가 여름에는 냉수, 찬 음료수, 찬 음식 등을 많이 먹고 마시게 되니 태아는 냉한 환경과 냉한 음식 속에서 자라나게 되어 그 몸은 냉체가 될 수밖에 없는 것이다.

그래서 겨울에 태어난 사람들에게는 냉기가 만병의 근원이 되고, 화기가 부족한 탓에 심장이 약한 체질을 갖게 된다.

겨울에 태어난 사람들의 가면 쓴 질병

겨울에 태어난 사람들은 냉기운을 짊어지고 태어난 사람들이다. 단편적으로나 결과적으로나, 추운 겨울에 태어나서 그렇다고 할 수 있다.

겨울에 태어난 사람들에게 질병이 올 때는 항상 양기운이 부족하여 냉한 증상으로부터 시작되지만, 만성병이 되었을 때는 오히려 여름옷을 가짜로 입은 증상으로 나타나기 때문에 마치 열이 많은 사람으로 오해받기 십상이다.

그래서 겨울에 태어났음에도 열이 많이 난다든지 찬 음식을 먹어야 속이 시원하다든지 더운 방에 있으면 속이 답답하다든지 등등 스스로 화기가 많다는 생각이 들 때는 아무리 건강하다고 자부할지라도 이미 만성병에 걸려 있다는 사실을 명심해야 한다. 왜냐하면 자연의 섭리를 따라 운행하는 법칙은 한치의 오차도 없이 만물을 성장시키고 죽게 하므로 본인만이 그 예외일 수는 없기 때문이다.

독자들 중에서도 여름이나 겨울에 태어난 분들은 자신의 건강을 살필 때 그 증상이 가면을 쓴 증상인가 아닌가를 우선 잘 살펴야 할 것이다.

여름과 겨울은 부부간이다

이렇듯 여름과 겨울에 태어난 사람들의 체질은 다르지만, 그 병이 오는 원인은 같기 때문에 이해를 돕는다면 서로 부부간이라고 말할 수 있다.

여름에 태어난 사람들에게 병이 오는 원인을 말할 때는 신수의 부족으로 인한 기화 실증으로 왔다고 하고, 겨울에 태어난 사람에게 설명을 할 때는 기화의 부족으로 인한 신수의 순환 부족으로 왔다고 하기 때문에, 예방 차원에서 쓰는 처방 약재는 같으나 여름에는 삼분의 이 정도는 신장을 위주로, 겨울에는 심장을 위주로 하는 것만 다를 뿐이다.

다만 중병이나 만성병이나 기타 질병의 치료 처방을 할 때만은 사계절의 기본 처방에다 태어난 달의 기후 변화의 영향까지 고려하여 가감처방을 하면 된다.

여름과 겨울의 요약 설명

여름에 태어난 사람은 선천적으로 신장 기능이 약하여 신수 부족으로 인한 기화 실증으로 만 가지 병이 오는데, 쉽게 이해를 돕자면 심장의 뜨거운 열기는 100퍼센트 충분하여 물을 증발시킬 수 있는 힘은 넘치는데 신장에서 증발시킬 물이 50퍼센트밖에 없기 때문에 자연적으로 심장은 기화 작용을 절반밖에 하지 못한다. 그로 인해 신장, 간장, 심장, 위장 등의 순으로 만 가지 병이 오게 된다.

반대로 겨울에 태어난 사람은 선천적으로 심장 기능이 약하여 열기 부족으로 인한 신수 순환 부족으로 만 가지 병이 오게 되는데, 쉽게 이해를 돕자면 증발시킬 수 있는 물은 100퍼센트 충분한데 물을 끓일 불기운이 50퍼센트밖에 없기 때문에 자연적으로 그 냉기로 인해 심장, 폐, 대장, 신장 등의 순으로 만 가지 병이 오게 된다.

3장
만병의 음양 처방법

만병이 오는 원인과 처방은 모두 두 가지뿐

　의학계에서는 내 말을 듣고 말도 안 된다고 비판할지도
모른다. 그러나 필자는 음양의 원리를 깨닫고 확인하기 위
하여 직접 내 몸을 실험도구로 삼아 체험해왔으며, 지난 40
여 년 간 많은 환자들을 지도해본 결과로도 한치의 오차 없
이 만병이 오는 원인과 처방은 두 가지뿐이라는 것을 임상
확인하였다. 때문에 늦었지만 이 이론을 밝히는 것이다.
　지금부터 설명할 만병의 원인에 대해서, 독자들도 각자

살아온 경륜 속에서 체험하고 보고 느낀 나름의 체험들을 상대적으로 비추어본다면 더욱 쉽게 이해가 될 것이다. 또한 병이 오는 원인을 몇 가지 실례를 찾아 생각해보면 어디에도 이보다 간단한 원리는 없다는 사실도 깨닫게 될 것이다.

① 식습관에서 만병이 온다.

음식 먹는 바른 습관은 이미 《밥따로 물따로 음양식사법》에서 밝혔으니 참고하기 바란다. 또한 본서 3부의 5장에서도 간략히 음식 먹는 습관에 대해 소개해놓았다.

한편 과음과 과식도 주요한 원인 중 하나다. 숨을 들이쉴 때 산소의 통로가 막혀 산소 결핍으로 인하여 피의 순환이 잘 되지 않아 노폐물이 축척되고, 노폐물이 축척되면 피가 탁해지고, 노폐물이 축척된 곳에는 산소가 다시 결핍되어 각종 세균들이 활동하여 만 가지 병이 발병하게 된다.

② 허와 실에서 만병이 온다.

질병은 양이 부족한가, 음이 부족한가의 문제다. 과학적 용어로는 마이너스(-)가 부족한가, 플러스(+)가 부족한가의 문제다. 모든 병은 어느 한쪽의 힘이 모자랄 때 발병하는 것인데, 증상은 수만 가지로 나타나지만 고치는 방법은 간단하다. 모자라는 것만 채워주면 백 가지 병도 한꺼번에 다 나을 수 있다. 이러한 간단한 원리를 모르는 이유는 인류가 아주 쉬운 '음식 먹는 법' 조차 모르는 채로 먹고 마시기 때문에 한 가지 병을 가지고도 만 가지 약을 찾아 헤매며 복잡다사한 치료법에 현혹되는 것이다.

만병이 오는 원인에 대해서는 시대에 따른 음식 문화를 생각해보기로 하자. 옛날 초근목피로 죽을 끓여먹던 시절에는 80퍼센트 이상이 너무나 못 먹어서 절대적으로 양기가 부족해서 병이 오기 때문에 양기를 보충해주는 뱀탕이나 보신탕만 먹어도 병이 나을 수 있었지만, 지금 이 시대는 90퍼센트 이상이 너무 잘 먹어서 병이 오기 때문에 반대로 소식, 자연식, 생식, 금식, 채식 등이 건강법으로 각광을 받고 있다. 이런 현실만 보아도 병이 오는 원인은 허와 실, 이 두 가지뿐이란 것을 이해할 수 있다.

만병이 오는 두 가지 원리를 사계절 체질 건강법에 적용해 보자.

철학적으로 보면 봄과 가을이 같은 처방이요, 여름과 겨울이 같은 처방이다. 다만 예방 차원이 아니라 이미 만성적인 질병일 경우는 그 증상에 따라 계절에 태어난 달의 영향력까지 가미하면 되는 것이다.

필자는 이리 봐도 저리 봐도 만병이 오는 원인은 두 가지뿐이요, 처방도 두 가지뿐이라는 것을 깨달았다. 환자의 경우도 마찬가지다. 우선 어느 계절에 태어났는가를 파악하여 무엇이 부족하여 병이 생겼는가를 따지고, 부차적으로 현재의 증상을 살펴 임신된 달의 기후 변동까지 감안하면 공식적인 처방이 나오는 것이다.

그런데 이 간단한 원리를 의학계나 역학자들은 왜 모르고 있는 것일까? 한 마디로 대답하자면 모두들 '음식 먹는 법'을 모르기 때문이다. 음식 먹는 법만 알면 만병이 오는 원인이 두 가지뿐이라는 사실을 확신하게 되므로 한의학에서는 많은 처방전과 비결이 수승해질 것이요, 현대의학에서는 엄청난 치료방법이 등장할 것이다.

머리말에서도 밝혔지만, 필자가 역학을 배울 때는 무척 신기했는데 막상 배우고 나서 직접 인생상담을 해보니 맞기도 하고 틀리기도 하여 답답함을 느끼게 되어 다시 나름대로 연구하여 깨달은 바가 바로 목화토금수에서 음양을 찾는 것이 아니라 일월(日月) 사이에서 목화토금수를 찾아야 한다는 사실이었다.

아버지(日)와 어머니(月) 사이에서 다섯 아들딸(木火土金水)이 있는 것이지, 아들딸들 사이에 부모가 있는 것이 아니다. 다시 말하자면, 해(日)와 달(月)이 운행하는 가운데 천하만물의 생사윤회가 돌아가도록 목화토금수가 있는 것이지, 목화토금수 사이에서 해와 달이 운행하는 것이 아니다. 이를 깨닫고 보니 만병이 오는 원인은 두 가지뿐이요 처방도 두 가지뿐이라는 사실을 알게 되었고, 30여 년간의 임상 확인 결과 너무나 신기하게 잘 들어맞는 것을 체험으로 확인하였다.

태어난 달과 오행

계절	봄			여름			가을			겨울		
월(음력)	1월	2월	3월	4월	5월	6월	7월	8월	9월	10월	11월	12월
지지	寅	卯	辰	巳	午	未	申	酉	戌	亥	子	丑
오행	木	木	土	火	火	土	金	金	土	水	水	土

　위의 도표와 같이 오행의 토(土)는 공평하게 사계절마다 하나씩 끼어 있기 때문에, 태어난 계절만 알아도 임신되는 계절을 추정할 수 있으므로 예방 처방과 보약 처방이 가능하다. 다만 만성적인 질병을 치료하고자 할 때는 환자의 증상에 따라 태어난 달의 절기와 기후를 더 면밀히 따져 가감 처방하면 된다.

태양과 지구의 시간 대조

태 양	지 구
태양의 하루는 지구로 보면 1년이다. 그중 6개월은 오전이요, 6개월은 오후다. 즉 12월 22일(동지)부터 6월 22일(하지)까지 6개월간은 태양이 길어지는 기간이기 때문에 오전이 되고, 6월 22일 하지부터 12월 22일 동지까지 6개월은 태양이 짧아지는 기간이기 때문에 오후가 되는 것이다.	지구는 태양계의 영향을 받으며 운행하기 때문에 태양의 하루는 지구의 1년, 즉 12개월이 된다. 그런데 지구는 달의 영향도 받는다. 달이 뜨고 지는 15일이라는 기간마다 기후가 변하기 때문에 12개월을 다시 24절기로 나누게 된다.

지구와 인체의 시간 대조

지 구	인 체
지구의 하루는 24시간이다. 그중 12시간은 오전이요, 12시간은 오후다. 즉, 밤 12시부터 낮 12시까지 12시간은 태양이 뜨는 쪽으로 기울기 때문에 양이 동하는 오전이 되고, 낮 12시부터 밤 12시까지는 태양이 지는 쪽으로 기울기 때문에 음이 생하는 시간이라 오후가 된다. 이를 1년에 대입하면 밤 12시는 동지, 낮 12시는 하지가 된다.	지구가 태양과 달의 영향을 받아 운행하듯이 인체도 태양과 달의 영향을 받아 기혈 순환이 이루어진다. 인체의 계절은 밤 12시(동지)부터 낮 12시(하지)까지 12시간은 태양이 뜨는 쪽으로 기울기 때문에 인체에서 양이 동하고, 낮 12시(하지)부터 밤 12시(동지)까지는 인체에서 음이 생한다. 그러므로 이를 1년에 대입하면 우리 몸 안에서는 한 시간마다 하나의 절기(15일)가 흘러가는 셈이다. 이러한 지구와 인체의 시간표는 사계절 건강법에서 중요하니 꼭 기억해두어야 한다.

이와 같이 만병이 오는 원인은 두 가지뿐이요, 처방도 두 가지뿐이라는 이론에 대하여 다음과 같은 비유를 들어 독자들의 이해를 돕고자 한다.

우리는 전기 발전소에서 공급된 전력을 수만 가지 방법으로 사용하지만, 전력은 결국 마이너스(-)와 플러스(+)의 작용일 뿐이다. 만약 발전소에서 마이너스와 플러스가 합선이 된다면 수만 가지 방법으로 그것을 사용하는 곳에서는 모든 기능이 정지될 것이다.

이와 같이 인간의 질병도 부위에 따라 수만 가지 증상으로 나타나지만, 어느 한쪽이든 모자라는 것만 채워주면 백 가지 합병증도 다 치유될 수 있다.

불의한 사고로 인해 비뚤어지고 틀어지고 겹치는 증상 외에 모든 질병은 외부에서 병균이 침범했거나 내부에서 발병한 것인데, 이는 모두 근본적으로 허와 실 때문에 생긴다. 즉 양이 허한가 음이 허한가, 과학적 용어로는 마이너스가 부족한가 플러스가 부족한가의 문제 두 가지뿐인 것이다.

혹 외부에서 전염되는 병이 허와 실 때문이라는 말에 의문을 가질 수도 있을 것이다. 필자는 전염병도 허와 실, 즉 음양의 실조에서 온다고 믿는다. 우리의 몸은 어떠한 세균이 침범해도 다 처리할 수 있는 자연치유력이 있는데, 그 능력을 발휘하지 못하고 전염되는 것은 첫째로 음식 먹는 법을 모르고 먹고 마시기 때문에 음양실조, 즉 허하거나 실한 상태가 되었기 때문이다.

필자가 주장하는 음양 이론은 학문적으로도 충분한 근거를 찾을 수 있다. 다만 사람들이 너무 많이 배우다보니 복잡한 이론들에 휩싸여 그 알맹이를 찾아내지 못했던 것뿐이다. 필자 역시 이 음양 이론을 학문적으로 가르치려 든다면 적어도 5년이란 세월이 준비기간으로 필요하리라 생각하지만, 그 5년 후에 정작 알맹이를 가르친다 해도 그간의 서론과 본론에 휩싸여 요체를 알기는 쉽지 않을 것이다.

따라서 이 책에서는 음양 이론의 몸뚱이는 그만두고 핵심만 뽑아서 설명하는 바이니, 듣기에 너무 간단한 이론이라고 흘려버리는 일이 없기를 바란다.

학문적으로 침술에는 독맥과 임맥의 12경락을 합해서 14경락이 있는데, 침을 놓는 혈 365혈을 포함한 모든 혈을 합하면 총 730개의 혈이 되므로 정식으로 침술을 배우려면 매우 복잡하고 어렵다.

필자 역시 배운 대로 사용하다보니 증상에 따라 침을 수십 개씩이나 꽂아야 하는 것이 번거롭고 환자에게도 고욕인지라, 음양 원리에 입각하여 간단하게 놓는 방법이 없을까 연구한 끝에 인체를 여섯 등분하여 365혈 중에 대표격인 일곱 개의 혈만 사용하는 침법를 깨닫게 되었다. 그리고 어느 부위가 어떻게 아프든지 일곱 개의 혈 중에 1~3개만 꽂아도 15초 내로 효과가 나타나는 이 신기한 침법을 30여 년간 혼자만의 비법으로 간직하며 사용하다가, 밥물(음양식사법)을 보급하기 위하여 1998년부터 2005년까지 많은 사람에게 전수해주었다. 그중 두 사람은 내게 이렇게 말했다.

"나는 정경침, 오행침, 수지침, 이침, 체질침, 장침, 평행침을 다 배운 사람인데 단 일곱 혈로 365혈을 대표해서 사용한다니 도저히 이해가 안 되고, 또한 1~3개만 꽂아도 15초

내로 효과가 나타난다는 것은 더더욱 이해가 안 됩니다."

그 말투가 비꼬는 말 같아서 필자는 웃으면서 답했다.

"선생님은 대단하십니다. 그렇게 많이 배우시느라고 얼마나 고생하셨습니까. 그러나 선생님께서는 그렇게 많이 배우셨다고 해도 무언가 부족한 것이 있었기에 오늘 여기 오셨잖아요."

"그렇습니다."

"그러면 강의를 먼저 받아 보시고 가치가 있다고 생각되면 수강료를 내시고 가치가 없다고 생각되시면 그냥 가세요. 내가 선생님께 특별히 서비스하겠습니다."

"예, 알겠습니다."

하지만 그 사람은 수강이 끝난 뒤에 내 손을 잡고 "아까는 정말 죄송했습니다. 이렇게 간단한 원리가 있는 줄은 정말 몰랐습니다" 하며 수강료를 내고 돌아갔다.

필자가 왜 이런 말을 하느냐 하면 대다수 사람들은 복잡하게 많이 배워야 유식한 줄만 알기 때문이다. 그러나 필자가 깨달은바, 진리는 복잡하고 어렵고 먼 곳에 있는 것이 아니라 아주 쉽고 간단하며 자신과 제일 가까운 데 있다.

독자들도 필자가 주장하는 음양 이론이 너무 간단한 이

론이라고 가볍게 넘기지 말고 '한번 해본다고 손해볼 것 없다' 는 마음으로 자신과 가족들의 건강을 위하여 예방 차원에서 사계절 건강법을 활용한다면 엄청난 도움이 된다는 사실을 확인하게 될 것이다.

4장
대우주와 소우주의 신비

태양계와 지구, 지구와 인체는 각각이 대우주이자 소우주다. 이러한 엄연한 사실이 우리들 몸의 신비와 질병 양상을 이해하는 데 기본적 인식구조를 형성하는 것이다. 기본적으로 내 몸이 하나의 작은 우주라는 것을 이해해야 그 작은 우주에서 벌어지는 여러 가지 일들을 이해하고 해결할 수 있는 법이다. 질병 치료는 여기서부터 시작된다.

그 간단한 원리를 설명해보겠다. 뜬금없이 이게 무슨 말인가 생각지 말고 깊이 새겨듣는다면, 여러분은 새로 태어나는 원리를 이해하게 되고 각자의 몸이 치유되는 기쁨을 느끼게 될 것이다.

'지구는 대우주요 인간은 소우주' 라는 말들을 쉽게 하지만 그 내면의 참뜻을 깊이 생각해보는 사람들은 별로 없는 것 같다.

지금부터 소우주의 오장이 하는 일과 대우주의 오장이 하는 일을 대조하면서 생각해보기로 하자.

대우주의 오장을 나라별로 구분해보면, 폐는 미국, 신장은 러시아, 간은 독일, 심장은 인도와 바티칸, 비장(위장)은 중국, 남근(성기)은 한국, 영국은 안방마님(즉 서방의 어머니), 일본은 작은 마님(즉 아시아의 어머니)이다. 이 내용은 필자의 저서《세계를 이끌어 갈 한국, 한국인》에서 이미 자세하게 밝혀놓았다.

다음은 소우주의 오장이 하는 일이다.

① 폐가 하는 일

폐는 오행상으로 금(金)이요, 계절로는 가을이요, 숫자로는 4와 9요, 방향은 서쪽이요, 맛으로는 매운맛이요, 색으로는 백색이며, 성질은 의로움(義)이다.

폐는 간에서 맑게 한 피에다 산소를 실어 60조 세포마다 운반해주는 역할을 하는데, 운반 도중 길이 막히면 어떻게든 운반을 하기 위하여 염증을 일으켜 고통을 주면서까지 산소를 공급하려고 애를 쓰는 기관이다.

② 신장이 하는 일

신장은 오행상으로 수(水)요, 계절로는 겨울이요, 숫자로는 1과 6이요, 방향은 북쪽이요, 맛으로는 짠맛이요, 색으로는 검은색이요, 성질은 지혜로움(智)이다.

인체의 신장이 하는 일은 너무나 많지만, 요약해서 간단하게 한마디로 말하자면 노폐물을 걸러내는 하수처리장이다. 과학이 아무리 발달해도 신장과 같은 거대하고 정밀한 정수기는 못 만들 것이다. 또한 올라가면 내려주고 내려오면 올려주는 순환 역할을 하는 참으로 위대한 기관이다.

③ 간이 하는 일

간은 오행상으로 목(木)이요, 계절로는 봄이요, 숫자로는 3과 8이요, 맛으로는 신맛이요, 색으로는 녹색이요, 성질은 인(仁)이다.

과학적으로는 인체의 간은 하는 일이 너무 많아 화학공장과 같다고 비유하고 있다. 그러나 그 많은 일을 한마디로 요약한다면 간은 인(仁)의 성질을 갖고 있기 때문에 침묵으로 일관하며 피를 생산하고, 해독을 하고, 검소하며 자기가 맡은 일을 자랑도 불평불만도 하지 않고 열심히 하다가 피로에 지쳐 80퍼센트 이상 고장이 나야 그때서야 내 몸이 이상이 있다고 알리는 기관이다. 그래서 간은 침묵의 장기라고도 한다.

④ 심장이 하는 일

심장은 오행상으로 화(火)요, 계절로는 여름이요, 숫자로는 2와 7이요, 방향으로는 남쪽이요, 맛으로는 쓴맛이요, 색으로는 붉은색이요, 성질은 예(禮)이다.

인체의 심장은 혈기 넘치는 청년과 같은 힘으로 피를 순환시키는 일을 하는데 마치 펌프의 작용과 같다. 그래서 그 활동하는 소리가 천지를 진동케 한다. 오장육부의 모든 장기가 고요하게 일을 하는데 심장만은 하는 일의 소리가 몸 밖에까지 들린다. 또한 심장이 하는 일은 참으로 힘이 든다. 잠시라도 쉴 수 없는 일이다. 만약 힘이 든다고 잠시

라도 쉬게 되면 60조 세포가 다 죽을 수 있기 때문에 단 1
초도 쉬지 않고 사랑과 자비심으로 피를 순환시키고 있다.
그래서 심장은 사랑이요, 태양이라고 한다.

⑤ 위장이 하는 일

위장은 오행상으로는 중앙 토(土)로서, 土는 계절마다
있다. 숫자로는 5와 10이요, 맛으로는 단맛이요, 색으로는
황색이요, 성질은 신(信)이다.

위장은 인체 장기 중에 제일 크고 거대한 창고요, 어떠
한 음식물도 일단 거쳐야 하는 곳이다. 위장은 인체에 필요
한 열량과 영양분이 만들어질 수 있도록 준비하는 기관이
다. 그래서 위장은 중매쟁이에 비유할 수 있고 오행의 어머
니라고도 할 수 있다.

봄에도 여름에도 가을에도 겨울에도 흙이 있어야 천하
만물이 살아갈 수 있기 때문에 토(土)는 오행의 어머니라
할 수 있고, 비바람이 몰아쳐도 뙤약볕이 내리쬐어도 눈보
라가 몰아쳐도 다 받아들이며 사계절의 풍한서습조(風寒暑
濕燥)한 풍파를 지나갈 수 있도록 중화시키기에 중매쟁이라
고 비유할 수 있는 것이다.

위장은 오장육부 중에 중앙에 위치하여 위로는 폐장과 심장이 있고, 아래로는 소장과 방광과 직장이 있으며, 좌우로는 간장과 비장이 있고, 앞뒤로는 대장과 신장이 있다. 중앙중심부에서 모든 음식물을 소화시켜 각 장기로 보급하기 때문에 소화기를 가리켜 비위라고 하는데 각 장기는 비위를 잘 맞춰야 하는 것이다.

인체의 각 장기와 60조 세포가 잘 살아가려면 우선적으로 위장이 튼튼하고 소화를 잘 시켜주어야 한다.

⑥ 인체의 남근(성기)이 하는 일

성기는 남녀를 불문하고 인체의 핵이다. 단편적으로 생각하면 노폐물이나 배설시키는 통로라 생각할 수 있겠지만, 높은 차원에서 보면 인체의 기가 집중되는 기관이요 나아가서 생명을 탄생시키게 하는 위대한 통로인 것이다.

무심코 배설을 할 때는 그저 생리현상을 해결하는 기관으로 여겨지겠지만, 성에 대한 감정이 일어날 때는 온몸의 기가 집중되는 곳이며, 생명을 창조하기 위한 작업을 할 때는 남녀 모두 60조 세포가 합동으로 율동을 함으로써 성기로 기가 모여 힘이 없어 보이던 성기는 말뚝같이 힘이 생겨

생명의 씨앗을 발산하게 되고 한쪽은 받아들이게 되어 새
로운 생명이 탄생하게 되는 것이다.

그래서 성기는 소우주 인체에서 기가 모이는 핵심 기
관이다.

태양계를 인체에 비유해보면 태양은 심장이요, 금성은 폐장이요, 목성은 간장이요, 토성은 위장이요, 명왕성은 신장이요, 자궁은 지구라고 볼 수 있다. 그런데 태양계에서 생명이 살 수 있는 행성은 지구밖에 없으니, 인체에서도 생명이 살 수 있는 기관은 남자의 몸에서는 정자가 모여 사는 정낭뿐이요, 여자의 몸에서는 사람의 아들을 형성하는 자궁뿐이다.

과학의 발달로 인해 '지구 외 다른 행성에서도 생명체가 살 수 있지 않을까' 하는 탐구심에 아무리 연구를 해본다 해도, 필자는 지구 외에는 생명체가 살 수 있는 행성이 없을 거라고 단언하는 바이다. 오늘날까지 과학이 실제 탐색해본 행성은 겨우 달에 불과할 뿐, 그 외 금성, 목성, 토성 등에 대한 탐색은 이제 시작하고 있는 단계다. 하지만 직접 가보지 않았어도, 척박하고 혹독한 환경 탓에 생명체가 생존할 가능성은 매우 낮다고 생각된다.

만약 생명체가 살 수 있는 행성이 있다면 우리 태양계가 아닌 또다른 태양계에서의 지구와 비슷한 행성일 것이다.

우리가 살고 있는 태양계는 하나뿐이 아니다. 우주에는 셀수 없을 만큼 많은 태양(항성, 별)이 존재하므로, 어딘가에는 지구와 비슷한 환경 조건을 갖춘 행성도 있을 것이다. 그러나 그곳은 과학의 힘으로는 갈 수 없으며 우리 인체를 4차원 체질로 개선했을 때만이 왕래할 수 있는 곳이다.

그러기 위해서는 사계절의 영향을 받아 태어난 몸에서 무엇이 부족하기에 만병이 오는지 그 원리를 이해하고 부족한 것을 채우는 법, 즉 사계절 건강법과 음양식사법을 숙지하여 실천해야 한다. 그래야만 만병이 침범을 못하고 항상 건강한 몸으로 체질이 개선될 수 있다.

필자는 무식하지만 대도(大道)를 깨달았다고 자신한다. 어쩌면 무식했기 때문에 대도를 깨달을 수 있었는지도 모른다. 내 몸을 관찰하면 과거, 현재, 미래의 역사를 알 수 있고 소우주, 대우주, 천체(태양계)와 다른 태양계의 존재도 알 수 있다.

여기서 태양계와 인체, 대우주와 소우주를 대조하여 비유로 설명한 것은, 인체의 60조 세포 하나 하나를 나라고 생각하며 그 순환과정과 오장육부의 작용을 관찰하여 확대해보니 세상 돌아가는 이치와 한치의 오차도 없다는 것을 깨달았기 때문이다. 그리하여 이제까지의 필자의 저서 《밥따로 물따로 음양식사법》《세계를 이끌어 갈 한국, 한국인》《그대를 위한 촛불이 되리라》, 그리고 《사계절 체질 건강법》까지 나오게 되었음을 새삼스레 밝힌다.

누구나 필자의 저서를 읽어보면 알겠지만 어느 한 구절이라도 외부에서 얻은 지식으로 쓴 것이 없음을 알 수 있을 것이다. 모두가 내면에서 깨닫지 않고서는 도저히 이런 원리를 설명할 수 없다.

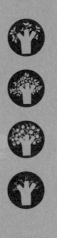

2부
사계절 처방법 실례담

필자가 펴낸 졸저 《밥 따로 물 따로 음양식사법》《세계를 이끌어갈 한국 한국인》《그대를 위한 촛불이 되리라》를 읽어보시면 필자가 수행한 과정(행적)과 인생관에 대해서 알 수 있을 것이다.

필자는 스물네 살 때부터 수행하면서 체험한 깨달음을 전하고자 스물다섯 살 때부터 밥물요법으로 환자들을 보아오다가 1979년부터 현재까지는 암환자들만 상담하고 있는데, 1989년까지는 사계절 처방으로 약을 만들어 팔다보니 의료법 위반으로 여러 날의 옥고생활도 해보게 되었다. 그런데 약을 먹고 효과가 없었다거나 약값이 비싸서 환자들이 고소했다거나 하는 사건으로 그랬다면 억울하지나 않겠지만, 남이 잘되면 배가 아파하는 사람들의 장난에 의해 옥고를 치러야 했으니 얼마나 가슴이 아팠겠는가. 그러나 그것까지도 필자의 운명인 것을 어떻게 하랴.

그 후 1992년부터는 약을 일체 취급하지 않고 나의 이론을 비디오나 책에만 기록하여 보급하고 있다. 그러나 이론 설명만으로는 아무래도 부족할 것이므로, 이쯤에서 사계절 처방법의 실례담을 소개함으로써 자연의 섭리에 따라 일과 월이 운행하는 가운데 인간이 얼마나 계절별 음양 원리에 큰 영향을 받고 사는가를 일깨워주고자 한다. 특히 필자로서도 잊을 수 없었던 몇 사람의 실례담을 골라 소개하는 것이니 많이 참고하길 바란다.

1장

간암 환자의 첫 소생

1979년 2월 11일에 한 약사의 소개로 2개월 시한부 판정을 받은 간암 환자의 집을 방문하여 환자의 증상을 보고 병원 검진 결과를 들어본 적이 있다.

환자는 2월 5일 아침식사를 하고 나서 갑자기 가슴이 아프다며 고통을 호소했고 가족들은 위경련이겠지 하는 마음으로 구급차를 불러 퇴계로 중앙병원에 입원하여 종합검진을 받도록 했으나, 놀랍게도 간암 말기로 2개월을 넘기기가 힘들 것 같다며 마음의 준비를 하라는 말을 들은 상황이었다.

그 당시 환자의 나이는 68세였다. 지금껏 감기몸살 한 번 걸리지 않고 건강하게 살아온 분이라 간암 말기라는 진단을 받고 보니 가족들은 모두 눈앞이 캄캄하고 정신이 없어 보였고 나 역시 무척 안타까웠다. 그러나 환자는 마약 성분의 진통제를 하루에 여섯 번씩 복용해도 움직이지 못하여 대소변을 받아내야 할 정도로 증상이 심각했고, 하루에 미음 두 공기 정도밖에 먹지 못했으며, 열이 많아 가슴이 답답하고 입이 바싹바싹 말라 찬물을 수시로 마신다고 했다.

나는 그간 많은 환자를 보아왔지만 암환자는 처음 대해 보는 터라서 우선 지금의 증상은 무시하고 환자의 생월이 몇 월인지부터 물어보았다.

"아버님의 생월이 몇 월이십니까?"

"예, 12월 10일입니다."

아들의 대답을 듣는 순간, 나는 '이 병은 여름옷을 가짜로 입고 나타나는 증상이구나' 하고 짐작하고는 가족들에게 이 병의 원인과 치료법을 상세히 일러주면서 앞으로 15일간은 음식은 섭취하되 아무리 목이 말라도 물은 마시면 안 된다고 강조했다. 마음이 아프더라도 가족들이 당분간은 냉정하게 지켜봐주시길 바랐다.

　나는 계절별 처방을 준비하여 그날부터 환자와 잠자리를 같이 하기 시작했다. 첫날은 환자의 몸에다 약물을 수시로, 또 밤새도록 발라주었고 다음날인 12일 하루는 음식을 아예 먹지 못하게 하며 약물만 하루종일 수시로 몸에 발라주고 저녁에야 음식을 주었는데, 하루에 미음 두 공기 정도밖에 못 먹던 환자가 하루 만에 된밥을 한 그릇 반이나 먹는 모습을 보고 가족들은 내가 옆에 앉아 최면을 걸어서 먹이는 줄만 알았다고 나중에서야 얘기해주었다.

　그 후에는 밤에는 샤워를 시키고 낮에는 약물을 발라주는 계절 처방법으로 대소변을 받아내던 환자가 사흘 만에 스스로 일어나 나와 장기를 두었고, 닷새 만에 제기동에서 둘째 아들이 이발관을 운영하던 신촌 이대입구까지 버스를 타고 가서 이발을 하고 오는 급진적 효과를 보게 되었다. 그리고 이런 기적적인 치유 사례는 내가 그 후부터 지금까지 주로 암환자만 상담해오게 되는 동기가 되었다.

　자, 이제부터는 이 환자의 경우를 자세히 설명하면서 계절별 처방이 얼마나 중요한지를 독자들과 다 함께 살펴보겠다.

이 환자의 생월은 12월로, 계절 중에 가장 추운 달이다. 그러나 입태(임신)가 되었던 달은 3월이므로 입태가 되면서 여름의 계절을 접하게 된 셈이다. 여름에 대지는 더워도 그 속은 냉한 것처럼, 우리의 몸도 이때 몸 밖은 더워도 속은 냉해지기 때문에 태내에서부터 냉한 환경에서 냉한 음식의 기운을 받아 형성된 몸이라고 할 수 있다. 그런데 선천적으로 냉한 몸으로 태어난 체질임에도 환자가 가슴이 답답하고 입이 바싹바싹 마른다고 하여 찬물을 수시로 마신 것이 큰 문제가 된 것이다. 그것은 몸에 수분이 부족해서 일어나는 증상이 아니라 따뜻한 기운(陽氣)이 모자라시 발생한 암을 몸이 스스로 치유하고자 선천적으로 모자라는 양기를 되살리려고 하는 가운데서 일어나는 갈증인데, 일반 개인은 물론 의사들도 이러한 원리를 모르기 때문에 그대로 찬물을 수시로 마시게 둔 것이다. 증상만 보고 치료를 한다면 시한부 결론을 내릴 수밖에 없게 된다.

음식은 양이요, 물은 음이다. 필자는 이러한 원리를 깨달았기 때문에 환자의 증상을 보아 결과는 무시하고 계절 처방법으로 15일간은 물을 못 마시게 한 것이다. 즉, 모자라는 양기를 최대한 되살리기 위하여 입으로는 양의 기운

(음식)만 먹게 하고 약과 물은 모공을 통하여 흡수시키는 처방법을 썼던 것이다. 낮에 몸에 약을 발라주는 것은 양의 기운이 있을 때 모공을 통하여 약의 성분을 흡수하게 하고, 밤에 샤워를 하게 하는 것은 음의 기운이 생(生)할 때 모공을 통하여 물을 흡수하게 하는 처방법이기 때문에 급진적 효과를 볼 수 있었다.

이러한 사계절 처방법으로 치유하는 사람은 지구상에 필자 단 한 사람뿐이라는 것을 독자들이 알아주었으면 한다. 또한 자신의 건강을 지키고자 할 때 사계절 처방법이 얼마나 중요한지를 명심하고 많이 참고하길 바란다. 반드시 명심해야 할 것은, 태어난 계절은 결과일 뿐이고 그 원인은 임신되는 계절이라는 사실이다.

2장
'집 한 채'의 농락과 희비

1979년 필자가 금천구 독산동에서 살고 있을 때, 가끔 같이 화투도 함께 치면서 놀던 분의 부인이 찾아와서 남편이 지금 췌장암으로 다 죽게 되었다고 하소연했다. 물 마실 기운조차 없이 문 밖 출입도 못하고 있는데 살릴 수 있는 길이 없겠느냐며 부인은 목 메인 소리로 내게 부탁했다.

진작 찾아오지 왜 이제야 찾아오셨느냐고 물었더니, 한 달 전에 몸이 좀 안 좋다고 병원에 종합진찰 한 번 받아보러 가서는 췌장암이란 진단을 받고 왔다고 대답했다. 그 후로는 정신없이 병원에서 하라는 대로 한 달간 치료를 받았으나 아무 효과도 없었고, 환자는 다 죽게 된 바에야 차라리 집에 가서 죽겠다며 병원의 만류에도 억지로 서약서까지 쓰고 하루 전에 퇴원을 한 상태였다. 하지만 병원 있을 때는 음식 대신 링거주사라도 계속 맞았는데, 집에 와서는 음식도 못 먹고 링거주사도 못 맞으니 부인의 걱정은 이만저만한 것이 아니었다. 그런데 어제 집에 온 남편이 병원보다는 지금이 편안하다고 하면서 갑자기 선생님을 찾아가서 무조건 모시고 오라고 하기에 부인이 나를 찾아온 것이었다.

나는 잠시나마 이 사람이 나를 '돌팔이'라고 무시해서 병원말만 들었구나 생각했지만, 부인의 말을 듣고 보니 막상 병원에 가면 누구나 그렇게 될 수밖에 없겠기에 섭섭한 마음을 뒤로 하고 환자의 집으로 달려갔다. 환자의 몰골은 한 달 전 모습과는 전혀 달라져 있었다. 혈색은 황갈색으로 변했고 몸은 나무가 장마철에 비를 맞아 팅팅 불어 있는 것처럼 보였다.

환자는 나의 손을 잡고 눈물을 흘리면서 모기 소리처럼 기운 없는 음성으로 "이 선생님, 나 좀 살려줘. 내가 집 한 채 사줄게" 하며 애원했다. 필자 역시 정신을 차리고 "생월이 몇 월이요" 하고 묻게 되었다. 당시 환자는 75년부터 부동산에다 집을 지어 파는 집장사까지 겸해서 4년 만에 벼락부자가 된 사람이었고, 필자는 돈이 없어 10만 원 보증금에 월세 3만 원인 집에 살 때였으니 집 한 채 사준다는 모기소리 같은 말도 필자에게는 태산같이 들릴 수밖에 없었다.

독자들은 이 환자가 태어난 계절과 임신된 계절의 달에 의해 얼마나 큰 영향을 받고 있는가를 주의 깊게 이해해주기 바란다.

환자는 12월 14일생이었다. 환자의 태어난 달이 12월이면 3월에 입태(임신)가 되어 곧 여름을 만나게 되는데, 여름철에는 사람들이 주로 냉한 음식을 먹게 되니 정자가 난자를 만나 사람의 아들로 형성되는 초기부터 냉한 환경에서 음식의 냉한 기운을 받아 형성된 체질을 타고 나게 된다. 이러한 체질은 선천적으로 양의 기운이 부족하게 태어난 몸인데, 병원에 입원하게 되면 활동량이 없으니 자연적으로 양의 기운은 더욱 약해진다. 게다가 링거주사까지 한 달 동안 맞았다니 그 몸은 장마가 져서 양의 기운은 완전히 꺼져버린 셈이었다. 물 한 모금 마실 정도의 기운이 없는 것도 당연했다. 마치 장마철에 산천초목이 햇빛을 그리워하는 것처럼 환자의 몸도 햇빛을 그리워하고 있는데 어찌 물을 쉽게 받아들일 수 있겠는가.

양의학계, 한의학계, 그리고 독자들 모두 이런 상황에서 어떻게 해야 되겠는가를 상식적으로 한 번 생각해보셨으면 한다. 필자는 음양 이론에 따라, 이럴 때는 아무리 좋은 약을 써도 독약으로 변하고 좋은 음식을 잘 먹이면 잘 먹일수록 오히려 해롭다고 단언한다. 인삼과 녹용이 아무리 좋아도 몸에서 흡수할 수 있는 능력이 있을 때 먹어야 보약이 되는 것이지, 흡수할 능력이 없는 환자에게 기운이 보충한답시고 무조건 보약을 먹이면 이는 보약이 아니라 독약으로 변하는 것이 이치이기 때문이다. 반대로 이 환자처럼 암세포가 몸 전체에 다 퍼져 있더라도, 그 결과(증상)보다는 근본적인 원인(허와 실)을 알아서 그것만 채워준다면 몸 전체에 퍼져 있는 암은 저절로 낫게 되어 있다.

나는 집을 한 채 사주겠다는 환자의 말에 더욱 신중하고 빠르게 계절별 처방을 준비하여 그날 밤부터 환자 옆에서 지새우기로 했고, 이윽고 밤 12시가 되었다.

앞에서도 말했듯이 지구의 1년은 24절기이고, 지구의 하루는 오전과 오후 12시간씩 모두 24시간이다. 마찬가지로 우리 인체의 시간으로도 하루 동안 12개월과 24절기에 해당하는 세월이 흐른다. 우리 인체는 밤 12시면 동지에 해당하는데, 지구는 동지가 되면 태양이 길어지는 쪽으로 기울면서 양이 태동하는 절기다. 우리 몸 역시 밤 12시가 되면 동지와 같이 태양이 뜨는 쪽으로 기울면서 양이 태동하는 때라 이때 처방약을 한 숟가락만 먹였다. 환자가 몹시 양기가 모자란다고 해도 한꺼번에 너무 많이 먹게 되면 흡수가 되지 않아 오히려 약이 아니라 독으로 변할 수 있기 때문에, 양의 기운이 태동하는 시간에 맞춰 우선 한 숟가락만 먹게 했던 것이다.

그리고 새벽 1시는 소한에 해당하므로 두 숟가락, 2시는 대한이므로 세 숟가락, 3시는 입춘이므로 다섯 숟가락, 4시는 우수이므로 열 숟가락, 5시는 경칩이므로 정량을 먹였고, 6시는 춘분이므로 이후로는 약과 물을 일체 먹이지 않고, 7시 청명, 8시 곡우, 9시 입하, 10시 소만, 11시 망종, 12시 하지, 13시(오후 1시) 소서, 14시 대서, 15시 입추, 16시 처서, 17시 백로까지 완전 단식을 시켰다. 그리고 추분에 해당하는 18시에 필자가 지켜보는 앞에서 된 음식 두 공기를 먹게 했더니 환자는 말할 것도 없고 온가족이 환호성을 지를 정도로 좋아했고 부인은 기쁨의 눈물까지 흘렸다. 나는 진정한 인술의 보람을 느끼며 한 시간 후에 약을 먹게 하고 집으로 돌아왔다.

이 경우에 밤 12시부터 아침 5시까지만 약을 먹이고 6시부터 17시까지는 물 한 모금 못 마시게 한 이유는 무엇일까? 15일마다 오는 24절기를 우리 몸에 적용하면, 우리 몸에서는 한 시간에 15일이란 시간이 흐르는 셈이다. 이처럼 몸 안의 절기를 계산해서 각 절기의 기후와 온도에 따라 약을 먹게 했고, 6시부터 17시까지는 양의 기운(햇빛)이 일어나는 절기들의 시간이기 때문에 장마철에 햇빛을 그리워하는 나무와 같았던 환자의 몸이 양의 기운을 한껏 받아들이기 위하여 일부러 굶게 했던 것이다. 그러므로 하루 만에 몸에 수분이 빠지고 한낮에 양의 기운을 받으려는 힘이 새로 생겨 저녁에는 된밥을 두 공기씩이나 먹을 수 있었던 것이다.

그 후 환자는 나날이 좋아져 회복이 되었는데, 애초에 집 한 채를 사주겠다는 마음은 그새 사라지고 어떻게 암이 이렇게 빨리 회복될 수가 있는지 아무래도 병원에서 오진을 한 것 같다며 사례금으로 겨우 5만 원을 내놓았다. 그간 집 한 채 사준다는 말만 믿고 외상으로 98만 원이나 약값을 들이며 밤낮으로 한 달간 정성을 다했던 필자는 말문이 막히고 속이 상해 그 돈을 받지 않고 집으로 돌아와 버렸다. 그래도 속으로는 그들이 미안하다며 집으로 찾아올 줄 알고 한동안 기다렸지만, 결국 얼마 후에 나는 이사를 했고 3년 후에는 그 환자가 암이 재발되어 고생한다는 소식을 듣게 되었다. 하지만 지난날의 행동이 한이 맺힐 정도로 섭섭하여 일부러 찾아가지는 않았다. 28년이 지난 지금도 그 섭섭함이 사라지지 않는다.

"사람이면 다 사람인가? 사람 노릇을 했을 때 사람이지……."

3장
진정 은혜를 아는 단 한 사람

1989년 2월 3일 한 간암환자가 가족들과 함께 상담하러 왔다. 이름은 전승근, 나이는 43세였고 병원검진 결과 간암 말기였다. 의학적으로 손을 쓸 수 없는 단계에 이르러 오래 살아야 6개월 정도 살 수 있다는 진단을 받고는, 죽어도 고향땅에 가서 묻히겠노라고 짐을 싸던 중에 우연히 내 이야기를 듣고 찾아왔다고 했다. 환자의 고통과 증상을 들어보니 복수가 차서 음식도 먹을 수 없고, 명치 밑이 답답하여 제대로 눕지도 못하고, 앉아 있으면 가슴이 받쳐서 앉지도 못하고, 할 수 없이 이불을 높이 쌓아놓고는 거기에 이마를 대고 구부린 채 지낸다는 것이다. 내가 볼 때는 6개월이 아니라 2~3개월 정도밖에는 못 살 것 같았다.

나는 우선 생월을 물었다.

"생월이 몇 월이요?"

"예. 음력으로 2월 5일입니다."

"그러면 내가 주는 약을 닷새만 먹어보고 효과가 없으면 고향으로 돌아가시고 효과가 있으면 3개월만 더 복용해 보십시오."

나는 그에게 체질 처방약을 5일분 주었다. 그리고 하늘이 도왔는지 7일 만에 부인의 봉제일을 도와줄 수 있을 성도로 큰 효험을 보았다. 가족의 기쁨은 하늘을 찌르는 것 같았고 나 또한 천하를 얻은 기분이었다.

환자는 다섯 평 정도의 집에 두 평은 방으로, 세 평은 가게로 사용하면서 어렵게 생활하고 있었다. 나는 부부가 봉제일을 하면서 초등학교 다니는 2남 1녀를 공부시키며 어렵게 산다는 것을 3개월 후에야 알게 되었다. 진작 어려운 형편을 알았더라면 약값이라도 싸게 해주는 건데 하는 미안한 생각이 들었다.

그런데 환자가 약을 먹은 지 정확하게 2개월 25일 되는 날, 정확히 89년 4월 27일에 나는 의료법 위반으로 입건되어 경찰서에서 조사를 받게 되었다. 그때 그가 나를 찾아왔다.

"선생님! 저는 이제 어떻게 해요?"

그의 애처로운 표정은 나의 마음을 뭉클하게 했다.

나는 이렇게 말했다.

"아무 걱정 마시고 몸에 이상이 생기면 편지를 하거나 면회를 와서 상담하세요."

그를 안심시킨 후에, 나는 광주교도소에서 2년 6개월에 이르는 두 번째 옥고 생활을 시작했다. 그 환자는 내가 교도소에서 생활하는 동안 내 가족들에게 위로의 말과 함께 쌀이며 과일 등을 사다주곤 하였다. 그리고 몸에 이상이 있을 때마다 내가 있는 광주교도소로 면회 와서 상담을 했고, 면회 시간이 짧아 말을 다 못했을 때는 내가 편지로 계절 처방을 보내주었다.

한번은 면회를 오더니, 병원에서 검진을 해보니 암세포는 다 치유되었지만 담석증이 있으니 물을 많이 마시라고 하는데 어떻게 하는 것이 좋겠냐고 물었다. 그것이 그와의 마지막 상담이었다. 담석증 처방을 끝으로 그의 건강은 정상으로 회복되었다.

　내가 두 번씩이나 구속되었을 때, 그 많은 환자들 중에 나를 계속 찾아와준 사람은 오직 그분뿐이었기에 필자는 그를 잊을 수가 없다. 그 후 필자는 1991년 10월 30일 광주교도소에서 만기 출소한 후 무면허 의료행위를 완전히 청산하고, 1992년부터는 책과 비디오를 출간하고 제작하여 지금까지 보급하고 있다.

　필자는 더 많은 사람에게 음양식사법을 알리기 위해 "암은 불치병이 아니다"라는 제목으로 그분의 사례담을 실어 일주일에 한 번씩 약 일 년간 일간지에 광고를 낸 적이 있다. 일단 광고가 나가자 전국 각지에서 많은 사람들이 밤낮을 가리지 않고 그분에게 전화를 하고 찾아갔으나, 그분은 그게 몇 시가 됐든 자기의 경험을 말해주고 상담까지 해주면서도 짜증 한 번 내지 않았다. 봉제일로 손이 모자라 바쁜 와중에도 다른 환자들에게 용기와 희망을 심어주는 데 최선을 다했다.

　필자는 그 외에도 수십 명의 치유 사례담을 신문광고란에 실어보았지만, 환자들의 후회와 불평불만 때문에 1~2회로 중단된 적도 꽤 많았다. 물론 광고를 내기 전에 미리 환자들에게 양해를 구하면서 상담해주는 일이 어렵고 힘들 거라고 얘기하면 처음에는 모두가 기꺼이 허락을 한다. 하지만 막상 광고를 내보면 전화 상담이 밤낮을 가리지 않고 걸려오기 때문인지 모두 후회를 하곤 한다. 그러나 전승근 씨는 일 년이 넘도록 홍보 활동에 협조해주었으니 얼마나 고마운 일인가. 그가 지금까지도 입버릇처럼 필자에게 하는 말이 있다.

"선생님 덕분에 우리 애들 셋을 대학 공부까지 시킬 수 있었습니다."

그는 변함없이 전화도 자주 하고 늘 여러 가지 면에서 내 걱정을 해준다. 필자가 45년 동안 치료해준 그 많은 사람들 중에 이처럼 나를 생각해주는 사람은 오직 전승근 씨뿐이고 나 역시 평생 그를 잊지 못할 것이다. 인간은 외롭고 고독할 때 위로해주는 사람과 배고플 때 수제비 한 그릇 사주는 사람을 평생 잊지 못하는 법이다.

전승근 씨와의 인연은 《그대를 위한 촛불이 되리라》에도 실렸던 내용인데, 바로 앞장의 췌장암 환자와는 정반대의 이유로 잊을 수 없는 사람이기 때문에 독자들에게 다시 소개한 것이다.

전승근 씨는 음력 2월생인데, 2월은 봄이요 봄은 가을을 그리워한다. 봄이 가을을 그리워하다가 상사병이 나서 간암이 걸리게 되었던 것이다. 간은 목(木)의 기운이다. 폐를 그리워하다 나빠진 간이, 폐를 기준으로 한 계절 처방을 쓰니까 신기한 효과를 보게 된 것이다.

너무 가슴 답답한 아주머니

장

1987년 12월경에 53세 된 여인이 상담하러 왔는데 사무실에 들어서자마자 "여기 상담요금 얼마예요?" 하고 묻는 것이 아닌가. 예의를 모르는 행동 같아 보여 필자도 퉁명스럽게 대답했다.

"10만 원 받아요."

"왜 이렇게 비싸요?"

"비싸면 가세요."

"10만 원 내면 내 가슴 답답병을 고칠 수 있어요?"

"모르지요……."

사계절 처방법 실례담 ▪77

"세상에 그런 말이 어디 있어요?"

"그런 말이 어디 있다니요? 해보기도 전에 어떻게 알아요? 여기는 병을 고쳐주는 데가 아니고 병을 고치는 방법을 가르쳐주는 곳이에요. 병 고치는 방법을 가르쳐주면 실천은 아주머니 스스로 해야 하고요. 병을 고치고 못 고치는 것은 몸 안에 자연 치유력이 하는 일이에요. 아주머니 몸 안에 있는 자연치유력이 강한지 약한지는 아무도 몰라요. 과학의 눈으로도 볼 수 없어요. 필름 사진을 찍어봐도 나타나는 것이 아니에요. 대신 여기서 가르쳐주는 대로 해보면 며칠이면 직접 알 수 있어요. 아주머니 병을 1퍼센트라도 자신 있게 고쳐준다고 장담하는 사람은 뭔가를 팔아먹으려고 하는 사기꾼들이에요."

아주머니는 내 말에 실성한 사람같이 깔깔 웃으면서 "선생님은 소문으로 듣던 그대로네요" 하고 말했다.

"무슨 소문을 들었는데요?"

"1퍼센트라도 자신하는 사람은 다 사기꾼들이라는 말이요."

그때서야 나도 함께 웃으면서 물었다.

"아주머니 생월이 겨울 몇 월이세요?"

"내 생일이 겨울인지 어떻게 아셨어요? 정말 희한한 사람이네."

아주머니는 깜짝 놀라더니 음력 11월 13일이라고 대답했다. 나는 웃으면서 아주머니 얼굴만 보아도 어느 계절에 태어났는지 다 안다고 말해주었다.

그분의 사연인즉, 25세 때 시집 와서 3남매를 낳고 사는데 남편이 바람을 피우고 도박도 하고 심지어는 폭행까지 하는 통에 말 한마디 제대로 하지도 못하고 참고 살아오다가 어느 날인가 갑자기 열이 나며 가슴이 답답해졌다고 한다. 냉수는 조금도 못 마시던 체질이 바뀌어 얼음물만 마시게 되고, 식사를 할 때도 찬물을 먹어야 밥이 목구멍으로 넘어가고, 밥을 먹고 나서 냉장고에서 시원한 과일을 꺼내 먹고 또 먹어도 가슴이 계속 답답하고 터져나가는 것 같아서 못 살겠다고 했다.

"선생님 제발 내 가슴 답답한 병만 좀 낫게 해주세요. 병만 낫게 해주신다면 인사는 섭섭하지 않게 해드릴게요."

"아니 들어오면서 앉지도 않고 상담료 10만 원도 비싸다고 하는 사람이 무슨 사례를 한다는 거예요. 병이 나으면 나 몰라라 할 사람 같은데요?"

"아니에요, 선생님이 하도 유명하다고 해서 그냥 한번 농담 삼아 해본 소리에요. 내 병을 고쳐놓기만 해봐요. 그때는 나라는 사람이 어떤 사람인지 알 거예요."

"알았습니다. 또 한 번 속아보지요. 아주머니, 열이 나기 전에는 추위를 많이 타지 않았어요?"

"맞아요, 그 전에는 추위도 많이 타고 냉수는 조금도 못 먹었어요. 냉수만 먹었다 하면 속이 냉해져서 소화가 안 됐어요. 문디 같은 남편 만나가지고 하도 속을 썩어서 홧병이 생겨서 체질이 바뀐 것 같다니까요."

"그러면 그동안 병원이나 한의원에 가서 치료는 받아보았습니까?"

"아이고, 말도 마세요. 왜 병원이나 한의원을 안 가봤겠어요. 아마도 그동안 병원약 한약 먹은 값이 과장을 하면 집 한 채는 될 겁니다. 한의원에 가면 심화병으로 열이 많다고 하고 병원에 가면 신경성으로 나오고. 주는 대로 먹고 나면 괴로움이 더 오는 것 같아요."

"괴로움이 더 오는데 왜 약은 계속 먹었어요?"

"그래도 답답하니까 자꾸만 가게 되더라구요."

"그러면 아주머니의 병을 나을 수 있는 처방을 일러드

릴 테니 내가 일러주는 대로 준수사항을 잘 지키며 정성껏
복용하세요. 시키는 대로 잡수시면 틀림없이 좋은 효과를
볼 수 있을 거예요."

"아니에요, 선생님이 알아서 지어주세요."

"여기는 약을 지어주는 곳이 아니에요."

"알아요, 그래도 선생님이 잘 아는 한의원이 있을 것 아
니에요?"

"알았습니다, 그렇다면 종로에 ○○○한의원에 가서
내 얘기 하고 약을 찾아가세요. 약값은 아주 싸게 받을 겁
니다."

그리고 15일 후, 그 아주머니는 과일 한 상자하고 순금
한 냥으로 만든 복돼지를 가지고 와서는 "선생님 시키는
대로 약을 먹으니까 속이 편해지고 가슴 답답한 증상이 없
어지면서 지금은 이렇게 편안하고 좋을 수가 없어서 감사
인사 하러 온 거예요" 하고 인사를 하고 돌아갔다. 그 후로
도 이분은 1년 반 동안이나 손님을 많이 소개해주었다. 그
리고 1989년 4월에 내가 의료법으로 구속되면서 이분과의
인연이 끊어지게 되었다.

이 환자의 생월이 11월 13일이면 그 지난해 2월 15일경에 입태(임신)가 된 것인데, 입태가 되면서 곧 여름을 만났으니 냉한 환경에서 냉한 음식의 기운을 받고 세상에 태어난 셈이다. 때문에 선천적으로 양의 기운이 부족해서 추위를 타고 찬 음식이나 찬 물을 마시면 소화가 잘 안 되었는데, 후에 홧병이 만성이 되면서 병이 가짜로 여름옷을 입고 나타나니까 마치 열이 많은 체질로 바뀐 듯한 느낌을 받았던 것이다. 이 환자 같은 증상은 사계절 처방이 아니고서는 그 누구도 찾아내기 힘들 것이다. 또한 앞에서도 언급했지만 태어난 계절보다 임신되는 세절의 날이 질병의 뿌리라는 것을 명심하기 바란다.

5장
불덩어리 골다공증 환자

1995년 가을에 50대 여성 한 분이 사무실을 찾아왔다. 예의를 갖추고 인사를 나눈 뒤 그분의 말을 들었다.

"선생님, 저는 1993년 1월에 선생님의 책을 읽고 너무나 감명을 받고 그날부터 음양식사법을 지금까지 실천을 잘하고 있습니다. 그런데 제 골다공증은 아직 낫지를 않아서 혹시나 좋은 방법이 있을까 하여 찾아왔습니다."

"그러면 그동안 골다공증 약은 복용하지 않았습니까?"

"왜요……, 지금도 약뿐만 아니라 골다공증에 좋다는 건강식품도 많이 먹어보고 있지만 별다른 효과를 보지 못하고 병원에 가서 검진을 해보면 골다공증의 수치가 3.5라고 하는데 의사선생님의 말로는 아주 안 좋은 수치라고 합니다."

"음식조절이 아무리 좋아도 음양식사조절법이 모든 병을 다 치유하는 것은 아닙니다. 음양식사법은 인류가 지켜야 할 기본 식사법이지만 병을 고치기 위해서는 증상에 따라 약도 복용해야 합니다. 예를 들면 수레를 끌고 오르막을 올라갈 때, 내 힘만으로 버거우면 뒤에서 누가 밀어줘야 하듯이 음양식사법으로 안 될 때는 약도 복용해야 한다는 것입니다. 아주머님이 음양식사법을 잘 실전하고 있기 때문에 처방을 하나 알려드리겠습니다."

이 말이 떨어지자 이 아주머님은 나이가 드셨어도 교육자 집안에서 자란 사람처럼 예의 바른 자세로 계속해서 "감사합니다……, 정말 감사합니다"를 반복했다.

"생월이 몇 월입니까?"

"5월 26일입니다."

나는 바로 원인을 알고 태어난 날의 일주를 보아 처방을 내어주면서 만들어 먹는 방법을 알려주었다.

"선생님, 저는 돈이 많이 들어간다고 해도 문제없지만

이렇게는 너무 어려워서 못 만들어요. 죄송하지만 선생님께서 만들어주시면 안 되겠어요? 수고비는 섭섭지 않게 해드리겠습니다."

무엇보다 그분의 숙연한 자세가 내 마음을 움직였다. 나는 그분의 부탁을 거절하지 못하고 어렵고 힘들었지만 3개월분의 처방을 직접 만들어주면서 냉장고에 넣어 차게 해서 먹으라고 일러주었다. 그리고 인격을 믿었던 만큼 사례금도 받았다. 3개월이 지난 후 그 아주머님은 다 먹고 검진을 해보니 의사선생님께서 이제는 약을 복용 안 해도 된다고 하셨다면서, 그래도 예방차원에서 좀더 먹겠다고 찾아왔다. 그래서 3개월분을 더 만들어주었다.

이 여인의 사례담의 중요성을 같이 생각해보기로 하자.

태어난 날의 일주를 보고 처방을 내어 만들어 먹는 법도 좀 어려운 부분이 있지만, 사계절 처방법에서 꼭 참고해야 할 사항은 차게 해서 먹어야 한다는 점이다. 한약 중에서도 증상에 따라 보편적으로 부자가 많이 들어간 처방은 뜨거운 것을 식혀서 먹으라는 준수사항이 있지만, 아예 냉장고에 넣었다가 차게 해서 먹으라는 용법은 없다.

그러면 나는 왜 냉장고에 넣었다가 차게 해서 먹으라고 했는가. 이 여인이 태어난 달은 여름 중에도 더위가 제일 왕성해지는 달인데, 3년 동안 음양식사법도 잘 하면서 좋다는 약과 건강식품을 먹었어도 효과를 못 보았다고 하기에 달과 생일을 따져 차게 먹으라고 강조했던 것이다.

태어난 계절과 월과 일이 모두가 불덩어리 같았기 때문에 어떤 약이든 아주 차게 해서 먹지 않으면 효과를 볼 수 없기 때문에 차게 해서 먹으라고 했던 것이고, 사계절의 처방법이 90퍼센트는 정확하기 때문에 큰 효과를 보게 된 것이다.

6장
힘없는 아이의 아픈 사연

    2004년 2월 3일 젊은 부부가 네 살 배기 사내아이를 데리고 사무실을 찾아왔는데, 그때 상담한 가슴 아픈 내용이다.

    아이가 2003년 5월 신경세포암이라는 진단을 받고 곧바로 첫 수술을 했고, 항암제를 맞으면서 7월에 두 번째 골수이식 수술을 받았고, 10월에 또 세 번째 골수이식 수술을 받았으며, 12월에 물을 뽑은 후로는 일주일마다 피주사를 맞고 있던 중 친구한테 《밥따로 물따로 음양식사법》을 선물받아 읽어보니 너무나 감동을 받아 찾아왔다며, 우리 아이 좀 살려달라며 애원하는 젊은 부인의 모습이 지금도 눈에 선하다. 내 딸과 동갑인 애 엄마는 마치 내 딸 같아 보였고 아이는 손자처럼 생각되었다.

일주일마다 피주사를 맞아도 입술엔 붉은빛이 없고 혈색은 노란 꽃이 피는 것 같고, 눈동자는 힘이 없고 행동하는 자세 또한 힘이 없어 보이는 아이의 모습을 보니 내 딸자식이 저렇게 되었으면 어땠을까 하는 반사적인 생각에 아무 걱정 하지 말고 회원에 접수한 뒤 내가 시키는 대로만 하라고 지시했다.

그 후 일주일마다 맞던 피주사를 3개월간 세 번 맞고는 지금까지 한 번도 맞은 일이 없으며 감기 한 번 걸리지 않고 잘 크고 있다. 그리고 2006년 유치원에 보냈는데, 아이들과 어울려서도 잘 놀지만 유독 우리 아이만 혈색이나 성장 속도가 많이 모자라는 것 같다고 하면서 좋은 방법이 없을까 묻는 아이 엄마의 측은한 목소리에 나의 마음이 또 한 번 움직였다.

"그러면 내가 아이에 대한 처방을 일러줄 테니 써보시렵니까?"

"그동안 좋다는 보약을 여러 번 먹여보았는데 효과를

하나도 못 봤어요. 선생님께서 좋은 처방이 있다면 당연히 써야지요."

"하지만 내가 주는 처방법은 다른 것과 다르고 경제적 부담이 많이 될 겁니다."

"얼마나 들어가는데요?"

"나도 약값은 모르지만 약재비가 꽤 비쌀 것 같습니다."

"얼마가 들어가든 아이한테 좋다면 빚을 내서라도 해야지요."

"아이의 생월이 어느 달입니까?"

"음력 11월 22일입니다."

"알았습니다. 아무튼 아이 아빠하고 상의해서 전화주시면 처방을 일러드리겠습니다."

일주일이 지나고 나서 전화가 왔기에 나는 처방을 알려주었고, 그로부터 20일 후에 아이엄마한테 다시 전화가 왔다.

"선생님, 감사합니다. 선생님이 일러주신 처방대로 아이에게 먹였더니 너무나 달라졌어요. 얼굴 혈색, 노는 것 다 좋아졌어요. 유치원 선생님도 요즘 아이가 많이 달라졌다고 칭찬을 해요. 그리고 사무실 통장으로 사례비를 입금

시켰으니 적지만 마음으로 받아주세요."

"예, 감사합니다. 그리고 지금부터 더 주의를 해야 되니 아직은 생과일과 생야채를 먹여서는 안 됩니다. 학교에 입학하거든 주의를 잘 시키세요."

"네, 잘 알겠습니다."

이 아이는 2007년 올해 초등학교에 입학하여 건강한 몸으로 학교에 잘 다니고 있다.

이 아이의 생월은 11월 22일로 추운 겨울에 태어났으니 선천적으로 여름을 그리워하는 냉한 체질인데, 젖을 떼고 2년도 되기 전에 5개월 동안 세 번씩의 수술과 항암치료를 받았으니 어린 세포들이 약물에 의해 찌들대로 찌들어 당연히 성장이 제대로 될 수도 없었다. 또한 스스로 피를 생산할 수 있는 기력이 없어 일주일마다 피주사를 맞고 있는 실정이니, 어떤 좋은 보약인들 몸에서 잘 흡수할 수 있었겠는가. 하지만 부모는 약해지는 아이의 모습을 볼 때마다 좋다는 약을 구하러 다닐 수밖에 없었던 것이다.

필자는 그와 달리 타고난 체질에 맞춰 여름을 그리워하는 처방을 일러주었기에 빠른 시일에 효과가 나타났던 것이니, 이 책의 독자들도 필자가 예방 차원에서 소개하는 사계절 처방에 귀를 기울여주기 바란다.

7장
림프종 암에 걸린 나의 조카

　어느 날 큰누님의 아들(조카)이 찾아와서 "삼촌, 내가 종합검진을 해보니 림프종 암이래요. 병원에서는 항암제 치료를 받으라고 하는데 어떻게 하면 좋아요" 하고 하소연했다.

　나는 "무슨 걱정이냐, 삼촌이 암 환자만 보고 있는데. 아무 걱정 하지 말고 내일부터 삼촌이 시키는 대로만 해. 항암제는 무슨 항암제야" 하고 말해놓고 조카 머리를 만져보니 큰 밤톨만 한 덩어리가 여러 개 솟아나 있었다.

　"아니, 이렇게 되도록 모르고 있었나?"

　"얼마 전에 머리가 좀 이상한 느낌이 있어서 종합검진

을 해보고 림프종 암이라는 말을 듣고 신경을 썼더니 갑자기 이렇게 커졌어요."

"좋은 체험 했구나. 특히 암은 신경을 많이 쓰거나 화를 내거나 음식을 먹고 급체가 되면 손쓸 시간도 없이 악화되는 것이니 다른 일에 신경 쓰지 말고 삼촌 시키는 대로만 하면 좋은 효과를 볼 거야."

내가 할 수 있는 대로 준비하여 지도를 했더니 큰 효과를 보아 잡혔던 머리의 덩어리도 손에 잡히지 않을 정도로 좋아졌다. 그러나 조카 녀석은 제 몸이 얼마나 좋아졌는지 확인하고픈 마음에 병원에 검진하러 갔다가 다시 의사의 말만 듣고 나한테는 상의도 없이 항암 주사를 맞는 바람에 후유증으로 또다시 고통스러워했다. 그리고는 전화로 "삼촌, 이제야 삼촌이 얼마나 큰일을 하는지 알았어요. 병원은 치료하는 곳이 아니라 사람을 잡는 곳이에요. 나는 죽어요. 삼촌한테 정말 죄송해요" 하는 것이 아닌가.

고통스럽고 절박한 목소리를 들으면서 괘씸하기도 하지만 애처롭고 불쌍한 마음에 퇴근 후 병문안을 갔다가, 또 한 번 나를 놀라게 하는 광경을 보고 말았다. 환자가 항암제 후유증으로 펄펄 끓는 열을 내리기 위해 얼음찜질을 하고 있는 모습을 보았던 것이다. 그래서 나도 모르게 이러한 치료법이 어디 있느냐고 목청을 높였더니 8인 입원실의 회진의사와 입원실 사람들은 모두 놀라서 나를 멍하니 쳐다보았다.

내가 목청 높은 소리로 "질부, 빨리 뜨거운 물 한 병 가져오게" 했더니 마침 뜨거운 물을 페트병에 담아오고 있는 중이었다. 내가 급하게 물병을 수건에 싸서 환자의 배에다 얹으려고 할 때 옆에 있던 간호사는 "선생님, 뜨거운 것 몸에 대면 혈압이 터져요. 안 돼요" 하며 물병을 뺏으려고 하기에 나 역시 "말도 안 되는 소리 하지 마" 하며 획 뿌리치고 물병을 환자의 배에다 얹어놓고 담요를 덮어줬더니 금방 추위도 없어지고 열도 내리고 환자가 편안한 모습으로 돌아와 이야기를 나누게 되었다. 회진하던 의사, 간호사, 입원환자 가족들도 모두 이 광경을 보고 놀랐다.

내가 이 사연을 소개하는 것은 독자들에게 교훈을 주기 위함이다. 현대의학은 원인은 등한시하고 우선 눈에 보이는 증상만 보고 치료를 하려고 하다 보니 치료방법이 복잡다사해지는 것이다.

독자들은 이 내용을 꼭 명심하기 바란다. 내열이 심하

여 고통이 있을 때는 해열제라도 먹고 땀을 내게 하면 금방 낫는 것이고, 외열이 심하고 한기가 있을 때는 앞에서 설명한 것같이 배만 뜨겁게 해주면 금방 낫는 것이다. 반복되는 말이지만 만병이 오는 원인도 두 가지요, 치유법도 두 가지, 사계절의 원리도 두 가지뿐이라는 것을 명심하기 바란다. 그 두 가지는 바로 허와 실이고, 음양이 그 축이 된다.

이처럼 음양원리의 치료 실례담만을 책으로 엮어도 여러 권이 나올 만한 분량이 된다. 지면상 몇 사람의 실례담만을 소개했지만 많은 참고가 되길 바란다.

8장
골수암 환자의 치유담

1988년 가을에 나를 찾아온 53세의 남자. 골수암으로 ○○병원에서 치료를 받던 중 폐렴에 걸려서 두 달 반 동안이나 입원하여 하루에 항생제 주사를 여섯 번씩 맞아가며 치료를 받았으나 낫지도 않고 고통만 더할 뿐이라고 호소했다.

"선생님을 빨리 찾아가서 상담해보라는 누님의 권유를 받았지만 폐렴 치료가 끝난 다음에 찾아오려고 기다렸는데 결국 폐렴이 낫지 않아 이제야 찾아오게 되었습니다. 제발 좀 살려주십시오."

애원하는 환자의 모습과 고통은 생사의 갈림길에 서 있는 사람처럼 보였다.

"보다시피 나는 병을 고쳐주는 의사도 아니요. 이곳은 건강식품이나 약을 파는 곳도 아닙니다. 스스로 병을 고칠 수 있는 방법을 가르쳐주는 곳인데 실천은 본인이 하고 병을 고치고 못 고치는 것은 몸 안에 자연치유력이 하는 것이지 내가 하는 것이 아닙니다. 손님의 몸 안에 자연치유력이 강한지 약한지는 아무도 모르고 과학의 눈으로도 볼 수 없는 것입니다. 엑스레이 사진이나 피검사를 해봐도 모릅니다. 다만 선구자의 입장에서 내가 시키는 대로 실천을 해보시면 15일이면 그 효과를 알 수 있습니다. 손님의 생월이 몇 월입니까?"

"음력 12월 10일입니다."

나는 바로 원인을 알게 되었다.

"손님의 증상으로 보아 한 달간은 용광로에 들어갔다 나오는 고통이 있을 텐데 참고 견딜 수 있겠습니까?"

"무슨 고통인데요."

"음식은 섭취하되 한 달간 물을 못 마시는 고통입니다."

"아이고……. 한 달간 물을 안 마시면 탈수현상이 오지 않을까요?"

"그런 것은 조금도 걱정하실 필요 없습니다. 손님을 말라죽게 하려는 것이 아닙니다. 손님의 병 증상이 너무 뿌리가 깊고 위급해 보여 응급조치법을 써야 하기 때문입니다. 그러기 위해서는 어떠한 고통이 있다 할지라도 참아야 하지요. 병원 약은 일체 복용하지 마시고 제 처방을 따르십시오."

그리하여 식사는 아침, 저녁 두 끼만 먹고 낮에는 계절 처방을 몸에 바르고 저녁에는 샤워를 하여 모공으로 물을 마시게 하는 요법으로 지도했는데 환자는 급진적 효과를 보아 한 가정에 행복을 안겨준 실례가 있었다.

이 사례담을 심도 있게 한 번 생각해보기로 하자.

이 환자의 생월은 12월 10일로 소한(小寒)과 대한(大寒)이라는 절기를 맞이한 가장 추운 겨울인데, 입태(임신)가 되는 달은 지난 3월로 늦은 봄에 임신이 되면서부터 여름을 맞이하게 되어 몸 밖은 더워도 몸 안은 냉해지는 기운을 짊어지고 태어난 몸이었다. 그런데 골수암 치료중에 폐렴이 걸렸다고 입원하여 영양제 주사와 항생제 주사를 하루에 여섯 시간씩 맞아가며 두 달 반이나 치료를 했지만 폐렴이 낫지 않았던 이유는 무엇일까?

앞에서도 말했듯이 겨울에 출생한 사람은 선천적으로 양기, 즉 불 기운이 부족해서 태어난다고 했는데 이 환자의 경우도 골수암이나 폐렴이 온 원인은 불 기운이 부족해서 생긴 것이다. 그런데 병원에 입원하면 활동력이 부족해서 불 기운도 부족한데, 그런 환자한테 영양제 주사나 링거주사를 계속 놓았다고 하니 몸 안에 장마가 져서 냉해질 때로 냉해진 몸에 아무리 단위가 높은 항생제 주사를 맞는다고 해도 절대로 효과를 볼 수 없는 것이 음양 순행의 법칙인 것이다. 이러한 원리를 모르고 의학계는 증상만 보고 치료를 하려고 하니 효과는 없고 고통만 더할 뿐이다.

그러면 필자가 한 달 동안 금수를 하게 하고 계절 처방을 낮에는 몸에 바르고 밤에는 샤워를 시키면서 일거일동을 체크한 이유는 무얼까? 우선 환자의 몸상태는 꽁꽁 얼어붙은 땅과 같이 냉기가 꽉 차 있었기 때문에 입으로 먹는 물은 얼음을 더 얼게 하는 것과 같기 때문에 금수를 시킨 것이고, 사계절 처방을 낮에 몸에 발라준 것은 낮에는 양기운이 일어나는 시간이기 때문에 양 기운의 힘을 빌려 모공을 통하여 흡수되게 하기 위하여 발라준 것이며, 밤에 샤워를 하게 한 것은 모공을 통하여 물을 흡수하게 해야 무리 없이 순환을 시키면서 양의 기운이 살아날 수 있기 때문에 한 것이다.

그러나 말로는 쉽게 이론을 설명할 수 있지만, 막상 치료에 들어가면 피나는 인내가 없는 사람은 절대로 실천할 수가 없는 치료법이다. 생각해보라. 복용하던 약이나 투여받던 주사를 갑작스럽게 끊고 물마저 못 마시게 했으니, 갈증의 고통과 열기의 고통과 금단 현상으로 일어나는 고통은 음양의 핵을 모르는 현대의학이나 한의학이나 일반적인 상식이나 과학적 차원으로는 상상할 수도 없고 생각조차도 할 수 없는 일이다. 하지만 필자는 사계절 음양의 근본 원리를 깨달았기에 내 몸을 실험도구 삼아 직접 체험하고 확인한 후 환자에게 적응시킬 수 있었던 것이다.

우리 인간은 사계절의 영향을 받아 이 세상에 태어날 때 선천적으로 오행 중 하나가 모자라는 부분의 허증으로 인한 만 가지 병이 얻게 되는데, 고질적인 만성병이나 불치병으로 어려운 처지에 있을 때 마지막으로 해볼 수 있는 것은 위와 같은 사계절 처방법뿐이다.

결국 이 모든 실례담에서 알 수 있는 것은, 증상에 속지 말고 체질론을 이해하여 기존의 상식을 초월하라는 것이다. 병이 와서 고통을 받을 때 증상만 보고 속지 말라. 만 가지 병이 오는 원인으로, 허에서부터 발병하여 나타나는 증상은 오히려 실증으로 나타나는 것이니 그에 속지 말라는 것이다.

　　예를 들면 배가 고파서 병이 왔는데 나타나는 증상은 배가 불러서 생긴 병같이 나타나기 때문에, 결과에 따른 치료법은 십중팔구 실증으로 판단하고 처방을 내리게 된다. 하지만 사계절 처방이 이해가 되시는 독자들은 어떤 질병으로 고생을 하더라도 자신이 태어난 계절만 생각하면 무엇이 부족하여 병이 왔는가를 금방 알 수 있을 것이다. 또한 앞에서도 언급했듯이 태어난 계절은 결과고 원인은 임신이 된 계절이니, 태어난 계절을 보아 임신되는 계절만 따져보면 만병의 원인을 바로 알 수 있다.

9장
원칙을 몰랐던 췌장암 환자

어느 교수님과 함께 외국여행을 하는 도중 사막을 지날 때였다. 넓은 사막에서 풀들이 누가 모종을 해놓은 것같이 질서정연하게 자라 있는 것을 보고 놀라 물었다.

"교수님! 이 넓은 사막에 누군가 저렇게 많은 풀들을 자로 잰 듯 줄맞추어 심어놓다니 대단하네요."

그러자 교수님께서 웃으면서 말씀하셨다.

"사람이 심은 것이 아닙니다. 이슬만 먹고 사는 자연의 풀들도 사막에서 생존하려면 간격이 일정하게 있어야 서로가 살 수 있기 때문에 스스로 간격을 맞추어 자라는 것입니다. 정말 자연의 섭리가 대단하지요."

나는 놀라지 않을 수가 없었다. 초목은 씨앗이 떨어지는 그 자리에서 아무렇게나 자라는 줄만 알았는데, 물이 없는 사막에서는 풀들이 저렇게 질서정연하게 자라는 것을 보고 저들도 작은 생명이지만 원칙을 지켜야 살 수 있다는 것을 깨닫고 있구나 하는 생각을 하며 자연의 섭리가 위대하다는 사실을 새삼 느끼게 되었다.

그렇다! 천기의 운행과 삼라만상의 모든 동식물은 원칙에 의해서 생과 사가 윤회되고 있다. 이와 같이 인간의 사회도 국가조직이든 정치조직이든 사조직이든 종교조직이든, 계명과 율법과 원칙을 잘 지켰을 때 굳건할 수 있는 것이다.

우리의 인체 조직도 마찬가지다. 음양오행의 순행 법칙을 잘 지켰을 때 건강한 몸을 유지할 수 있다. 어찌 보면 당연한 말을 새삼 꺼내는 것은, 독자들에게 안타까운 실례담을 하나 들어 교훈을 주기 위함이다.

1997년 3월경에 평생회원 한 분이 친구 내외분을 모시고 와서는 "이 친구가 췌장암 진단을 받은 지가 일주일밖에 안 되는데 병원에서는 손을 쓸 수가 없다고 하니 어떻게 좋은 방법이 없을까요?" 하는 것이었다. 얼굴 혈색으로 봐서는 환자처럼 보이지 않고 건강한 사람처럼 보였다. 그러나 암 중에도 제일 무서운 암이 췌장암인데 병원에서도 안 된다는 환자를 의사도 아닌 내가 어떻게 고칠 수 있겠는가? 허나 소개한 분의 입장을 생각해서 장장 두 시간 동안이나 암이 발병하는 원인과 치유가 될 수 있는 방법과 현대 의학의 한계점 등을 자세하게 설명했다. 그리고 "보시다시피 여기는 의료기관도 아니요. 약을 파는 곳도 아니요. 다만 병을 고치는 방법을 가르쳐주는 곳이니 실천은 본인이 하고 병을 고치고 못 고치는 것은 몸 안에 자연치유력이 하는 것입니다" 하는 말만을 남겼다.

그리고 "다만 책 내용대로 음양식사 조절을 해보면 많은 날짜도 아니고 15일 정도면 그 효과를 알 수 있을 것이니 정식 회원이 되어 지도를 한 번 받아보세요" 했더니 부인은 알아들은 듯 회원 접수를 신청했다. 그러나 그 과정에서 "이렇게 돈을 들여 회원에 가입해도 병이 안 나으면 어떡하지요?" 하는 말이 내 귓가에 들렸다. 난 그 자리에 일어나 접수실로 나가 "아주머니는 접수하지 말고 그냥 가세요" 하고 말했다. 그러자 아주머니는 놀란 눈으로 나를 바라보았다. 난 그분께 이런 말을 했다.

"여기는 병을 고쳐주는 곳이 아니고 방법만을 가르쳐주는 곳입니다. 이 정도의 회원비가 부담스럽다는 것은 그 방법을 믿지 못하겠다는 말인데, 낫고 안 낫고를 걱정하는 그런 마음으로는 아무래도 안 되겠습니다."

이렇게 그분들을 돌려보낸 이유는, 중병의 환자가 이해타산을 앞세워 인색을 떨면 마음의 문이 닫혀 기혈 순환이 잘 되지 않아 별로 효과가 나지 않기 때문이다.

그리고 정확하게 30일 만에 회원분한테서 전화가 왔다.

"선생님, 한 달 전에 데리고 갔던 췌장암 친구가 선생님께 다녀간 후로 건강식품을 450만 원어치 구입해서 복용했는데, 황달이 심하게 와서 병원에서 응급조치중입니다. 현재 담관에다 호스를 끼워 담즙을 밖으로 빼내기 때문에 주머니까지 차고 있답니다. 어떻게 살릴 수 있는 방법이 없을까요?"

나는 순간적으로 열이 받았다.

"아니, 회원가입비 몇십만 원에 인색을 떨던 사람들이 어떻게 450만 원씩이나 주고 건강식품을 사서 복용하고 있었답니까?"

"글쎄 말이에요. 재정 상태가 그리 어려운 친구는 아닌데, 그날은 어떻게 그런 말을 했었는지 지금도 이해할 수 없습니다. 아무튼 이제 모든 것을 용서해주시고 저를 봐서라도 한 번만 더 봐주세요."

"아닙니다. 이제는 제가 봐줄 수 있는 한계가 지난 것 같으니 친구로서 마음은 아프겠지만 그만 잊으세요."

하지만 전화를 끊고 두 시간쯤 지나서 그분은 환자를 데리고 사무실로 찾아왔다.

"아니 예약도 없이 이렇게 오시면 어떻게 합니까?"

"상의를 하면 오지 못하게 할 것 같아 무조건 찾아왔습니다."

그러나 나는 환자를 보고 놀라지 않을 수가 없었다.

한 달 전 모습과 지금의 모습은 너무도 달라 사람이 아니라 거의 산송장 같아 보였기 때문이다.

"저는 원래 돈 안 들이고 병 고치라고 하는 것이 기본인데 지금은 상황이 다릅니다. 치유가 될지 안 될지는 해봐야 알겠지만, 마지막으로 사계절 처방 하나를 알려드릴 테니 약을 준비하시면 그때 회원에 가입하시고 준비가 안 되면 회원 가입하지 마세요."

"그 약이 무슨 약인데요? 얼마나 비싸기에 그러세요? 지금 당장 단골 한의원에 전화해서 예약할게요."

나는 성의껏 다시 말해주었다.

"나를 믿고 그 약을 10일분만 복용했다가, 효과가 있으면 3개월은 계속해서 먹겠다고 약속하세요. 조금 효과가 있다고 해서 10일분만 복용하고 그 후로 이 핑계 저 핑계로 먹지 않으려는 생각을 하시려거든 아예 회원으로 가입하지 마시구요."

그러자 그분들은 이번에는 상황이 급한지라 무조건 시키는 대로 하겠다고 약속하고 회원에 가입했다. 그리고 약을 만들어 복용하는 방법을 알려주었는데 다행히 하루가 다르게 급진적인 효과를 보게 되었다.

그런데 어느 정도 시일이 지난 후에, 약을 계속 복용하고 싶어도 돈이 없어 못 먹는다는 말이 들렸다. 부동산이 팔려야 약을 구해서 먹을 텐데 팔리지 않아 못 먹고 있다는 것이다. 그 당시는 IMF로 인하여 부동산거래가 잘 되지 않을 때였다. 그래도 환자가 우선인 상황이고 이 시기를 놓치면 회복할 길이 없기 때문에 나 역시 전화로 자주 확인해보았다. 그러나 계속해서 부동산이 팔리지 않아 아직도 약을 못 먹고 있다는 하소연만 듣곤 했다. 지도자 입장에서 안타까운 심정 이루 말할 수 없었으나, 마음만 아플 뿐이었다.

드디어 한계가 왔다. 회원에 가입한 지 2개월 17일 되는 날, 저녁에 갑자기 기운이 떨어지면서 혼수 증상이 나타난다는 급한 전화를 받게 되었다. 나는 한마디로, 마음은 아프지만 이젠 준비를 하시라고 말해주었다.

"아주머니, 이런 일이 있으리라 예감했기에 매번 어떻게든 약을 사다 복용하라고 했잖아요? 그런데 왜 시키는 대로 안 했습니까? 이제는 어떤 약도 쓸 수 있는 시간이 없습니다."

나는 위로의 말만을 남기고 수화기를 내려놓았다. 자신의 상황을 스스로 판단치 못하는 그 어리석음에 기가 찰 뿐이었다.

내가 왜 이런 실례담을 구구절절하게 옮기는가. 그것은 독자들에게 질병이 왔을 때도 음양의 원칙이 얼마나 중요한 것인가를 깨우쳐주기 위함이다.

이 환자는 대단히 위급한 상황으로 사계절의 체질 처방

을 초월해서 답즙이 정상적인 통로로 내려가지 못하니까 관을 담도에 다 끼워 바깥으로 빼내기 위해 주머니를 차고 있는 상태인데다 기운마저 떨어져 죽음이 일각에 놓여 있었다.

떨어진 기운을 살리기 위해서는 약을 필히 써야 하는데 약을 써도 보통 탕약으로 쓰면 흡수할 기력이 없기 때문에 핵폭탄 식으로 만들어 먹게 해야 흡수가 되면서 10일내로 효과가 있느냐 없느냐를 확인할 수 있다. 그리고 효과가 있으면 그 약을 계속해서 3개월은 복용해줘야 떨어진 기력이 어느 정도 회복될 수 있다.

그런데 이 환자는 급할 때는 효과가 있으면 계속 쓰겠다고 약속을 했지만 막상 효과가 좋으니까 이 정도면 괜찮겠지 하고 방심한 탓에 돌이킬 수 없는 경지에 봉착했던 것이다. 속된 말로 화장실에 들어갈 때 마음과 나올 때 마음이 다르다는 말이 이런 사람을 두고 하는 말이다.

다시 예를 들자면, 사람이 수레를 끌고 오르막을 혼자 힘으로 도저히 못 올라 갈 때는 누가 뒤에서 밀어줘야 하듯이 그 도움이 필요한 기간이 3개월이었던 것이다. 그런데 이 환자의 경우는 평지에서도 수레를 끌고 갈 기력이 없었으므로 핵폭탄 같은 약의 힘으로 뒤에서 밀어주는 역할을 해주어 우선은 아주 좋은 것 같았지만, 그것이 계속 뒷받침 되지 못하자 마지막 고지에 올라설 수 있는 힘이 모자라 급격히 기력이 떨어져 죽게 되었던 것이다.

그래서 3개월은 한 계절이요. 계절의 원칙은 불변이기 때문에 누구나 만성병으로 고생을 할 때 약을 복용할 경우 5~15일 정도 먹어봐서 효과가 있을 때는 적어도 3개월은 꾸준히 복용하는 것이 원칙이라는 것을 잊지 않았으면 한다. 만약 한두 제 복용하다가 효과가 있다고 하여 중단해버리면 앞에서 밝힌 환자와 같이 다시 원점으로 돌아올 수 있을 뿐만 아니라 병의 뿌리가 더욱 깊어질 수도 있다.

사계절 처방전은 환자가 응급조치로 복용할 때는 5~15일이면 효과를 볼 수 있지만, 만성병이나 예방 차원에서 복용할 때는 15~30일 정도를 복용했을 때 조금 좋아지는 듯 느끼게 된다. 그리고 3개월은 지나야 확실히 좋아지는 효과를 볼 수 있다.

사계절 처방의 확인을 위하여 당뇨병, 중풍, 심장병, 신부전, 악성피부, 버거씨병, 기타 불치병 환자들에게 많은 임상 적용을 해본 결과 너무나 놀라울 정도로 정확한 효과를 보았기에 그중 몇 사람의 사례를 들어 소개한 것이니 많이들 참고하기 바란다.

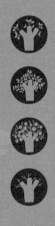

3부
사계절 처방법의 원리와 실제

1장
너무도 중요한 음양오행

오행의 상생(相生)은 나를 도와주는 것은 어머니요, 내가 도와주는 것은 자식이라는 순환 개념이다. 또한 상극(相克)은 힘으로 나를 이기는 것과 내가 이기는 것을 표현하는 개념이다. 116쪽의 도표를 보면서 이해하기 바란다.

목생화(木生火), 화생토(火生土)는 나무는 불의 어머니요 불은 흙의 어머니라는 뜻으로, 알기 쉽게 이해를 돕자면 불(火)은 나무(木)의 도움으로 일어날 수 있기 때문에 나무의 자식이 되는 것이고, 흙은 나무를 태워 따뜻하게 재를 만들어줘야 만물을 키울 수 있는 힘이 생기기 때문에 불의 자식이 되는 것이다.

토생금(土生金), 금생수(金生水)는 금은 흙에서 나기 때문에 흙의 자식이요, 물은 금이 순환시키기 때문에 금의 자식이 된다는 뜻이다.

수생목(水生木)은, 물(水)은 나무를 키워주는 역할을 하기 때문에 나무의 어머니가 된다는 뜻이다.

다음은 상극(相克) 개념으로, 화극금(火克金), 금극목(金克木), 목극토(木克土)는 불은 금을 녹이고 금은 나무를 자르며 나무는 흙의 지기를 뽑아 먹기 때문에 상극이 된다는 뜻이고, 토극수(土克水), 수극화(水克火)는 흙은 물을 없앨 수 있고 물은 불을 꺼버릴 수 있기 때문에 상극이 된다는 뜻이다.

그러나 나를 도와주는 어머니가 좋은 것만은 아니다. 상황에 따라 해가 될 수도 있다. 예를 들어 음식을 주는 어머니가 나를 과식하게 하는 것은 해가 된다.

상극 역시 다 나쁜 것이 아니라 상황에 따라 좋을 수도 있는 것이니, 예를 들면 불이 났을 때 불을 꺼주는 것은 오히려 좋은 것이다.

이렇듯 오행의 상생상극 개념을 숙지한다면 사계절 처방법이 빨리 이해될 것이라 생각한다.

오행의 상생상극(相生相克) 도표

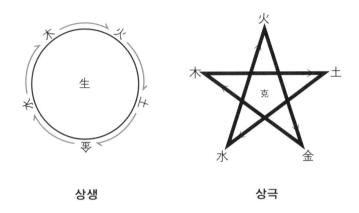

상생 　　　　　　　　 상극

인체의 오행

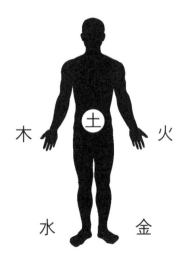

1. 해와 달은 사계절을 형성하고
2. 사계절은 낮과 밤을 형성하고
3. 낮과 밤은 오행을 형성하고
4. 오행은 만물을 형성한다.

1. 하늘의 해는 양이요, 달은 음이다.
2. 대기의 절기는 양이요, 계절은 음이다.
3. 땅은 낮이 양이요, 밤은 음이다.

※ 낮과 밤이 운행하는 가운데 오행의 상생상극의 생사 윤회가 돌고 도는 것이다. 그래서 음양오행은 만물을 분석하는 철학이 되는 것이다. 철학의 비밀은 이 안에 다 있다.

위와 같은 이론을 학문적으로 서술하려고 하면 6백 쪽 이상이 된다. 또한 세부적으로 분석하며 배우려고 하면 5년 이상의 세월이 걸리게 되고 막상 다 배워도 세부적으로 분석하며 배운 탓에 복잡한 이론들이 눈을 가려 핵심정리가 오히려 잘 되지 않는다. 그동안 역학 공부를 많이 하여 천기를 뒤엎을 정도로 위대한 학자가 많이 나왔다 할지라도 복잡하게 배운 울타리를 넘어설 수 없었던 것이 지금까지의 실정이다.

필자는 이번 책을 저술하면서 애초에는 쪽수를 늘려서 상세하게 이것저것 서술하려고 했으나 곧 생각을 바꾸었다. 그렇게 되면 독자들이 복잡하고 어려워서 이해하기 어려울까 염려되었기 때문이다. 하여 나름대로 최대한 쉽게 요약하고 쪽수를 줄여서 누구나 쉽게 이해할 수 있도록 생활철학적 용어를 사용했다.

어쩌면 기존의 학문을 하는 학자가 볼 때는 너무나 간단해서 "이것이 무슨 학문인가, 엉터리 이론이지" 하고 비판할 수도 있겠으나, 그래도 전문가가 이 간단한 뿌리의 원리를 연구해보면 더욱 혜안이 열릴 것이라 확신한다. 그리고 일반인들이 나의 이 이론을 보고 또 보고 연구한다면 인류가 상상도 할 수 없는 신기한 발견이라 무릎을 치게 될 것인즉, 온 가족이 세상을 살아가는 데 조금도 부족함이 없을 만큼 건강에 대해서 많은 도움이 될 것이라 확신한다.

2장

모자라는 것을 채워주기만 하면 된다

그럼, 오행의 유통과 순환 원리를 정리해보자.

수(水)는 목(木)을 낳고 보니, 아들인 나무를 키워주는 역할은 산소를 생산하는 금(金)이 하기 때문에 금(金)은 산소를 생산하여 나무에게 보급하면 나무는 산소를 보급받아 피를 생산해놓고 폐는 다시 피를 세포마다 공급해주는 역할을 한다. 그러기에 유통 순환되는 과정이 원수 같지만 또한 천생연분이 되는 것이다.

목(木)은 금(金)에게 산소를 공급받아 화(火)를 낳고 보니, 아들인 화(火)를 강하게 해주는 역할은 상극인 수(水)가 하기 때문에 수(水)는 물을 생산하여 원수와 같은 불에게 공급하면 화(火)는 원수 같은 물을 공급받아 뜨거운 열 기운으로 기화(氣化)하여, 즉 증발시키고 다시 물로 환원시켜 만물이 성장하도록 유통 순환한다. 그 과정이 원수 같지만 또한 천생연분이 되는 것이다.

마찬가지로 화(火)는 토(土)를 낳고 보니, 아들인 토(土)를 굳건하게 해주는 것은 상극인 목(木)이 하기 때문에 나무는 흙의 지기를 받아 성장하여 장마와 같은 큰 수해에도 흙이 파헤쳐나가지 않도록 보호막이 되는 유통 순환과정이 일어난다. 이 또한 원수 같지만 천생연분이 되는 것이다.

토(土)는 목(木)의 도움을 받아 금(金)을 낳고 보니, 아들인 금(金)을 강하게 키워주는 것은 상극인 화(火)이므로 뜨거운 열 기운 탓에 금생수(金生水)의 물(水)을 낳기가 어렵게 된다. 결국 오행의 순환 법칙에는 어느 한쪽은 부족한 것이 있게 되는 것이다. 그러나 자연의 순환법칙에 모자라는 것이 있을 손가? 그 모자라는 것을 채우기 위하여 자급자족하는 활동을 함으로 인하여 돌고 도는 순환이 이루어지는 것이다. 지구가 자전하며 도는 것도 일 년에 여덟 시간이 모자라는 관계로 그 공백을 채우려는 움직임으로, 이 또한 생사윤회의 조건이 되는 것이다.

　반복적으로 이야기했듯이 만병이 오는 원인은 두 가지뿐이요 처방도 두 가지뿐이다. 모자라는 것만 채워주면 낫는다고 했다.

　그러면 사계절 처방원리에서 음양론의 실상을 생활철학으로 조율해보기로 하자.

　사계절 중 어느 계절에 태어났든 관계없이 여름철 낮 12시가 되었는데 여러 가지 합병증으로 고생하는 중환자가 추워서 벌벌 떨고 있다고 가정할 때, 이 환자를 어떻게 하면 응급치료가 되겠는가를 한 번 생각해보자.

　여러 가지 합병증으로 고생을 하는 사람이라고 생각해보면 객관적으로는 증상에 대한 약을 먹어야 할 것이다. 그러나 사계절 음양론으로 보면 낮 12시는 우리 몸에서 하지에 해당한다. 하지는 낮 시간이 제일 길고 기후도 무더운 날이다. 즉 우리 인체가 낮이 제일 긴 날이요 기후도 무더운 날인데 합병증으로 벌벌 떨고 있는 셈이다. 이런 때는 말이 필요 없다. 또한 합병증의 증상도 무시한다. 인체의 모자라는 열만 채워주면 꾀병같이 안정이 된다. 그렇다면 어떻게 하는가. 찜 팩이나 뜨거운 물을 큰 생수병이나 탄산음료 병에 담아 수건으로 싸서 배꼽 부위에다 대고 안고 있으면 10분 내로 안정되어 편안해진다.

반대로 밤 12시에 여러 가지 합병증으로 고생하는 사람이 열이 상기되어 가슴과 머리에 열이 올라 고생을 한다고 가정할 때 객관적으로는 합병증 때문으로 생각할 것이다. 그러나 이럴 때도 사계절의 절기를 생각해보면 밤 12시면 절기로는 동지에 해당하는데, 동지는 밤이 최고로 길고 기후는 만물의 초목이 안정을 위하며 소한과 대한이라는 추운 절기에 꽁꽁 얼어 동면을 하는 때다. 이와 같이 인체도 밤 12시면 동지에 해당하기 때문에 모든 세포가 안정을 취하고 1시(소한)와 2시(대한)는 추운 절기에 숙면을 취하는 시간인데, 안정이 되지 못하고 상기된 열로 인하여 고통을 받을 때는 결과는 무시하고 음양원리에 따라 무엇이 잘못되었는가를 알게 되면 금방 해결할 수 있는 것이다. 이 환자의 경우는 열이 상기되어 내려올 시간에 못 내려오고 정체되어 있으니 상기된 열로 인하여 고통을 받고 있는 것이다. 이럴 때 해결 방법은 머리에는 얼음을 수건에 싸서 얹어놓고 발은 뜨거운 물에 담그는 것, 즉 족탕법을 해주면 금방 안정을 찾을 수 있는 것이다.

그러면 이렇게 해야 하는 원리는 무엇인가? 머리는 차고 발은 뜨거워야 하는데 반대로 발은 차고 머리는 뜨거우니까, 예를 들며 땅은 더워야 하고 하늘은 차야 하는데 더운 공기가 올라가서 땅이 차가우니 내려오지 못하는 것과 같기 때문에 머리를 차게 해주고 발은 뜨겁게 해주는 것이다.

아무튼 모든 사물의 이치를 복잡하게 생각하지 말고 건강에 이상이 생길 때는 음양 두 가지만 생각하고 사계절의 절기 시간만 생각하면 금방 해결하는 방법이 나올 것이다. 하지만 사계절의 처방법을 너무 간단하다고 우습게 생각해서는 안 될 것이다.

한국, 일본, 중국 사람들은 날짜를 음력으로 보는 것이 좋고 그 밖의 나라 국민들은 양력으로 보면 된다. 그리고 음력으로 달을 볼 때는 날짜로 보지 말고 만세력을 보아 절기로 달을 따져야 한다.

1월 1일 입춘·우수	2월 1일 경칩·춘분	3월 1일 청명·곡우
4월 1일 입하·소만	5월 1일 망종·하지	6월 1일 소서·대서
7월 1일 입추·처서	8월 1일 백로·추분	9월 1일 한로·상강
10월 1일 입동·소설	11월 1일 대설·동지	12월 1일 소한·대한

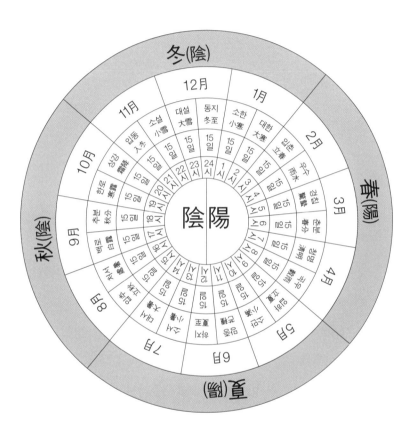

3장
사계절 처방법의 실제

　　병이 발병하여 치료할 때의 처방은 그 환자의 체질과 증상에 따라 세심하게 계절 처방을 해야 하겠지만, 일반적으로 특별한 질병이 없는 상태에서는 건강했을 때 각자가 미리 예방하는 차원에서 태어난 계절이 오면 그 계절이 지날 때까지 3개월간 다음 처방을 병행하면 좋다. 각자에 맞는 계절 처방법으로 약재를 선택해 달여서 차처럼 물 마실 시간에 마시게 되면 항상 건강하게 생활할 수 있을 것이다.

1. 봄(1, 2, 3월)에 출생한 사람은 출생한 계절이 오면 산약, 건강, 인삼을 각각 6백 그램씩 건재 약방에서 사다가 조금씩 넣고 달여서 차 마시듯 물 마실 시간에 마시면 예방에 좋다.

2. 가을(7, 8, 9월)에 출생한 사람은 출생한 계절이 오면 산수유, 결명자(약간 볶은 것), 건강을 각각 6백 그램씩 사다가 조금씩 넣고 달여서 차 마시듯 물 마실 시간에 마시면 예방에 좋다.

3. 여름(4, 5, 6월)에 출생한 사람은 출생한 계절이 오면 사삼, 구기자, 산수유를 각각 6백 그램씩 사다가 조금씩 넣고 달여서 물 마실 시간에 차 마시듯 마시면 예방에 좋다.

4. 겨울(10, 11, 12월)에 출생한 사람은 태어난 계절이 오면 건강, 두충, 육계를 각각 6백 그램씩 사다가 조금씩 넣고 달여서 물 마실 시간에 차 마시듯 마시면 예방에 좋다.

독자들이 반드시 참고해야 할 사항은 예방약재의 '종류'와 '가짓수'이다. 좋은 약재가 어찌 두세 가지뿐이겠는가? 좋은 약재는 수도 없이 많이 있지만 계절별 처방법은 가짓수가 많다고 더 좋고 적다고 효과가 없는 것이 아니다.

예방 차원에서는 두세 가지만 달여서 1년에 한 번씩 태어난 계절마다 마시게 되면 더이상 예방과 보약이 필요 없을 것이라 생각한다. 다만 병이 왔을 때는 증상에 따라 여러 가지 약재가 들어가야만 하는 것이다.

그리고 약재를 사러 가서 명심할 사항은, "약재를 뭐~ 뭐~ 주세요" 하면 대다수가 "어디가 안 좋아서 먹으려고 합니까?" 하고 물어볼 것이다. 그때는 "몰라요, 심부름을 왔을 뿐이에요" 하고 대답해야지 만약 "책에 보니까 00계절에 출생한 사람은 이것을 먹으면 예방 차원에서 좋다고 해서 사러 왔습니다" 하고 대답하면 약재상들은 십중팔구 "이것만 먹어서 됩니까? 이것도, 저것도 들어가야 합니다" 하고 참견을 할 것이다. 그러면 사러 간 사람의 마음이 흔들릴 수가 있기 때문에, 약재에 대한 신뢰와 신선도도 떨어질 수 있다.

다시 한 번 강조하지만 무조건 모른다고 해야 계절별 예방 처방의 신뢰와 신선도가 계속 유지될 수 있다. 명심하기 바란다.

4장
월별 처방법의 실제

　계절별 예방 처방은 공식대로 하면 되지만, 어떤 병이 왔을 때는 계절과 월(月)에다가 기후 변화의 원리까지 알아야 병이 오는 원인을 정확히 짚어 처방을 낼 수 있다. 그러나 아쉬운 것은 월에 따른 처방 약제를 여기에서는 밝히지 못한다는 점인데, 환자의 병 증상에 따라 다양하게 나타나는 처방전을 일일이 대중적으로 수록한다면 그 내용이 지나치게 방대해지기 때문이다. 다만 여기서 설명하는 월별 원리만 잘 알아도, 특히 한의학에 대한 공부에서는 절대적인 참고가 될 것이다.

봄의 1월생 처방 원리

겨울에게 계절의 순환을 이어받은 1월의 봄은 거친 바람이 부는 입춘(立春)과 우수(雨水)를 맞으며 힘을 의지하여 겨울 동안 지하에 갈무리한 지하수를 끌어올리기 시작한다.

이와 같이 1월에 출생한 사람들은 그 지난해 4월에 입태(임신)가 되는데, 자연의 섭리에서 4월은 봄철에 싹을 틔워 산천초목을 성장시키기 위하여 지하수를 끌어올려 더운 기운으로 기화(氣化)하는 소년 시절이 시작하는 달이다. 따라서 가을의 금(金)은 여름철 더위에 약해져 즉 금생수(金生水) 도움을 줘야 하는데, 물이 금에게 도움을 받지 못하니 자연적으로 수생목(水生木) 해줄 수 없게 되어 1월에 출생한 사람들은 선천적으로 폐기능이 약하고 기 부족으로 인한 생혈 부족으로 만병이 발병하게 되는 것이다.

따라서 1월에 출생한 사람들의 약 처방은 부드럽고, 시원하고, 따스하게 써야 한다.

이유는 초봄은 모든 초목이 싹트는 어린 시절이기 때문에 자극 있게, 뜨겁게, 강도 있게 쓴다면 받아들일 힘이 없

기 때문이다. 이 처방의 원리는 만성병이나 중증환자에게
만 필요한 처방이니, 독자들은 원리와 이론만 공부한다고
생각하시기 바란다. 앞서 소개한 예방 처방과 음식 먹는 법
만으로도 99.9퍼센트는 모두 기대에 어긋나지 않는 효과를
볼 것이다.

봄의 2월은 경칩, 춘분을 맞으며 청년이 되는 달이다.

자연의 섭리는 2월이 되면 동장군은 완전히 물러가고, 새 생명이 고개를 들고 눈을 뜨기 시작하여 모습을 나타내기 위하여 본격적으로 힘을 쓰는 청년과 같은 달이다.

2월에 출생한 사람들의 입태(임신)가 되는 달은 그 지난해 5월인데, 자연의 섭리로는 만물을 성장시키는 달이기 때문에 지하수를 최대의 힘으로 뽑아올려 기화하여 기온을 높이 올리려고 하다 보니 무덥고, 습하고 소모를 많이 시키는 달이다.

그래서 가을에 폐(肺)의 금(金)이 뜨거운 열기에 시달려 금생수(金生水) 해야 하는데 물은 금에서 도움을 못 받으니까 수생목(水生木), 즉 나무한테 도움을 못 주는 격이 되니 선천적으로 폐 기능이 많이 약하여 산소 흡수가 잘 되지 않아 간에서 생혈 부족이 되는 관계로 만 가지 병이 올 수 있는 것이다.

따라서 2월에 출생한 사람들에게는 약 처방은 맵고, 짜고, 달고, 시고 강도 높게 써야 한다.

청년 시절에는 자극이 심한 음식들을 많이 먹을 수 있는 이치와 같다.

봄의 3월생 처방 원리

봄의 3월은 늦은 봄이다. 또한 오행 중에 흙(土)의 달인데, 흙 중에도 시궁창에 해당하는 흙이다. 예를 들면 차가 빠지면 나오기가 힘들 정도의 진흙탕인 것이다.

3월의 봄날은 여름 계절에 바턴을 넘겨주기 위하여 늙은 기운을 다하여 지하수를 뽑아올려 기화하므로, 기후가 따뜻하니 만물은 싱글벙글 웃으면서 성장하고 후텁지근한 늙은 봄기운은 춘곤증을 오게 한다. 아양 떠는 아지랑이는 만개한 꽃들의 향기를 질투하여 빨리 가라 재촉하는 달이다.

3월에 출생한 사람들이 입태(임신)가 되는 달은 그 지난해 6월인데, 6월 역시 늦은 여름이지만 흙(未土)의 달이다. 기후는 절정의 무더운 달이라 가을의 금(金)은 뜨거운 열기에 초주검이 되어 있는 실정이다. 즉 금생수(金生水)하고 수생목(水生木) 해야 되는데 금이 목을 도와주지 못하니 따라서 물 역시 나무를 도와줄 수 없어 3월에 출생한 사람들의 처방전은 신선하고, 뜨겁고, 달고, 시고, 맵게 해서 폐와 간을 강도 높게 보하도록 써야 한다.

예를 들면 늙은 노인에게는 보약을 많이 먹게 하는 것과 같은 이치다.

특히 3월과 9월에 출생한 사람들은 병이 오면 약 효과가 빨리 나타나지 않는다. 다른 달에 출생한 사람들은 한 첩만 먹어도 효과를 본다면 3월이나 9월에 출생한 사람들은 열 첩을 먹어도 다른 사람 한 첩 먹는 것만큼 효과를 보지 못하기에 쉽게 낫지 않는다는 점을 참고하기 바란다.

여름의 4월생 처방 원리

여름의 4월은 입하(立夏)와 소만(小滿)를 맞이하는 초여름으로 소년 시절과 같다.

늦은 봄에 바턴을 받아 여름으로 전달하는 4월은 싱그러운 녹색의 달이요, 보는 사람마다 청소년 시절을 연상케 하는 달이다. 지하수는 뿌리로 빨아올려져 더운 기운으로 기화하니 숲이 날로 무성해지기 시작하는 달이다.

4월에 출생한 사람들이 입태(임신)가 되는 달은 그 지난해 7월인데, 자연의 섭리에서 7월은 가을이 시작되는 달이다. 여름을 지나오면서 만물을 성장시키느라 뜨거운 열 기운으로 지하수는 다 증발되어 고갈된 상태를 다시 모아들이는 달이기 때문에, 선천적으로 신장 기능이 약화되어 만가지 병이 오게 된다. 물은 부족하고 불길은 세다. 즉 신수 부족으로 인한 기화 실증으로 병이 생기는 것이다.

다시 예를 들어 이해를 돕자면, 불이 났을 때 불길이 거세면 적은 물은 아무리 쏟아 부어봤자 오히려 불길이 더 세게 일어나는 것과 같은 이치다. 이와 같이 여름에 출생한 사람 중에도 4월에 출생한 사람은 신수가 가장 많이 부족한 체질이 된다.

독자들이 이런 이치를 심사숙고하여 원인과 결과를 잘 따져보면 스스로 처방할 때 많은 도움이 될 것이다. 원인만 따진다면 여름을 지나면서 뜨거운 열기로 인하여 물은 다 증발되어 고갈된 상태이므로 갑작스럽게 물을 많이 주면 좋을 것 같지만 천만에 말씀이다.

생각해 보라. 뜨거운 열기는 강하고 물은 부족한데, 참을 수 있는 대로 참느라고 진이 다 빠져 있는 상태에 갑작스럽게 물을 많이 주면 이를 흡수할 수 있는 기력조차 없어서 오히려 독이 된다. 보약도 잘 먹어야 보약이지 잘못 먹으면 독이 된다는 말이 이 때문에 나온 것이다. 기운이 전부 탈진된 사람에게 보약만 먹이면 기운이 날 줄 알지만, 무조건 먹게 하면 몸에서 받아들일 수 있는 힘이 없기 때문에 오히려 독으로 변한다.

그래서 4월에 출생한 사람의 처방은 드러난 원인만 보면 신장을 보하는 약을 많이 강하게 쓰면 될 듯하지만 도리어 부드럽고 시원하게 써야 맞는 것이다.

그 이유는 자연의 섭리에서 7월은 입추와 처서를 맞이하며 서서히 열기를 식히면서 기운을 모아들이는데, 갑작스럽게 기운이 내려가고 기운이 모아지면 오히려 이변이 생기듯이 우리의 몸도 7월이 되면 자연히 차가운 음식을 많이 섭취하게 되어 속은 냉할 대로 냉해지고 기는 흐트러질 대로 흐트러진 상태가 되는데 이때 임신이 되었기 때문에 약 처방 역시 부드럽고 시원하고 따스하게 써야 된다는 것이다.

여름의 5월생 처방 원리

　자연의 섭리로 볼 때, 5월은 망종(芒種)과 하지(夏至)를 맞아 여름의 청년기와 같아서 뜨거운 열기로 만물은 한창 성장하는 달이다. 또한 물을 많이 소모하는 관계로 물이 변하여 기화(氣化)가 되면 그것이 찬 기운을 만나 구름을 형성해 다시 비로 내리는 반복적인 대류 현상이 바쁘게 이루어지는 달이다.

　5월에 출생한 사람들은 그 지난해 8월에 입태(임신)가 되는데, 자연의 섭리로 볼 때 8월은 추분과 한로를 맞이하면서 만물의 수기를 뿌리로 내리게 하고 여름에 뜨거웠던 열기를 안으로 서서히 모아들이니 아침과 저녁 기온은 상큼한 냉기가 정신을 맑게 하고 초목들은 짧은 햇빛을 더 많이 받아 열매를 더 살찌게 하여 후손을 이어가려고 몸부림치는 달이다.

　이와 같이 우리의 몸도 대기의 영향을 받아 기가 안으로 모이면서 따뜻해지는데 먹는 음식마저 따뜻하게 섭취하게 되니 정자가 난자를 만나 사람의 아들로 형성되는 초창기부터 따뜻한 환경에서 뜨거운 음식의 기운을 받아 가을과 겨울과 봄을 거쳐 출생했으니 선천적으로 신장 기능은 약해지고 열이 많은 체질로 태어나게 된다. 따라서 만가지 병이 오는 원인은 신수 부족으로 인한 기화 실증으로 오는 것이다.

그래서 5월에 태어난 사람들의 처방 원리는 차고 서늘하고 따뜻하고 강도 높게 써야 한다. 한창 먹을 청년기에는 많이 섭취해도 계속 흡수하고 소모할 능력이 있기 때문에 수시로 배고픔을 느끼는 것처럼, 5월에 출생한 사람은 보약와 병약을 강도 있게 써야 한다는 것이다.

여름의 6월생 처방 원리

6월은 늙은 노인의 흙(未土)의 달이다. 소서(消暑)와 대서(大暑)를 맞이하면서 극성을 부리는 불볕더위는 늙은 노인이 망령을 부리는 것과도 같다.

그러나 자연의 섭리를 어찌하랴. 벌써 하지를 지나 태양은 짧아지는 쪽으로 기울었으니. 산천은 검푸른 청록색으로 짙어지고 많은 물이 필요한데 고갈되어가고 있으니 몸이 달아 망령을 부릴 수밖에 없는 것이다. 그저 어여쁘게 생각할 수밖에. 6월생은 입태(임신)가 그 지난해 9월이기 때문이다. 자연의 섭리로 볼 때 9월은 여름이 지나오면서 뜨거운 열기로 만물을 성장시키느라 지하수를 다 소모시켜 모래사막과 같은 흙(戌土)의 달이다. 9월의 기온은 땅속은 더워지고 바깥은 아침과 저녁으로 차갑고 낮에도 썰렁하다.

이와 같이 우리의 몸도 계절의 영향을 받아 몸 안은 뜨거워지고 바깥 날씨가 쌀쌀해지니 음식마저 뜨겁게 섭취하게 되니 모태 안에서 형성되는 아이는 무더운 환경에서 뜨거운 음식의 열 기운을 받아 태어났으니 선천적으로 신장의 기능이 아주 약하게 태어난 것이다.

그래서 처방 역시 맵고, 짜고, 시고, 떫고, 달고, 쓰고 잡방으로라도 강도 있게 써야 하는 것이다. 이 역시 비유를 들어 이해를 돕자면, 사람이 노년이 오면 그동안 살아오면서 온갖 음식을 먹어본 저항력이 있어 아무 음식을 섭취하여도 소화할 수 있는 것과 같기 때문에 잡방으로 강도 있게 써도 흡수가 된다.

가을의 7월생 처방 원리

7월은 지긋지긋했던 무더운 여름을 지나 입추(立秋)와 처서(處暑)를 맞이하는 초입의 가을이 시작되는 달이다.

순간순간 불어오는 7월의 시원한 산들바람이 더위에 몸살을 앓던 초목들을 살찌게 하고, 사랑을 나누는 견우와 직녀의 별도 머나먼 은하수를 건너 일 년에 한 번은 만나는 달이다.

7월에 출생한 사람들이 입태(임신)가 되는 달은 그 지난 해 10월이 되는데, 자연의 섭리로 볼 때 10월은 초겨울을 맞이하면서 초목의 수기를 뿌리로 끌어내려 엄동설한에 얼어죽지 않도록 따뜻한 온기로 갈무리하는 움직임을 시작하는 달이다.

이와 같이 우리의 몸도 온기가 안으로 모이기 때문에 수생목(水生木)으로 물이 나무를 도와줘야 하는데 체내의 온기가 강해짐으로 인해 수의 힘이 약해져 물은 자연적으로 간목(肝木)을 도와줄 수 없게 되니 선천적으로 간 기능이 약해져 만 가지 병이 오는 것이다.

그래서 7월생의 처방은 따뜻하게, 시원하게, 부드럽게, 경하게 써야 한다.

이유는 입태되는 월은 초겨울이고 출생한 월도 초가을이므로, 둘 다 계절이 시작되는 연약한 달이기 때문이다.

자연의 섭리로 볼 때 8월은 백로(白露)와 추분(秋分)을 맞이하면서 일 년 동안 애써 키워 온 초목들의 결실을 맺게 하는 달이다.

복스럽게 영글어가는 오곡잡곡과 탐스럽게 익어가는 수많은 과일들은 자연의 위대한 섭리에 힘입어 저마다 아름다운 자태를 뽐내고자 다양한 색깔로 천지를 아름답게 물들인다. 8월에 출생한 사람들은 입태(임신)가 되는 달이 그 지난해 11월이 되기 때문에, 11월의 자연 섭리는 청년과 같은 추운 겨울이라 만물의 생명을 보존하기 위하여 뜨거운 열기의 온도로 감싸고 있다.

이와 같이 우리의 몸도 대기의 영향을 받아 몸 밖은 추워도 몸 안은 뜨거운 기운이 모여 있는 것이라 정자가 난자를 만나 사람의 아들로 형성되는 초창기부터 뜨거운 환경에 뜨거운 음식의 열 기운을 받아 출생했으니 수생목(水生木) 상생의 순환법칙으로 물이 목(木)을 도와줘야 하는데 뜨거운 물로는 나무를 도와줄 수 없기 때문에 목은 물을 공급받을 수 없는 관계로 선천적으로 간 기능이 약해서 출생한 체질이기 때문에 8월에 출생한 사람들에게 만병이 오는 원인은 생혈 부족으로 인한 기 부족으로 오는 것이다.

독자들도 이런 면에 대해서도 다시 한 번 깊이 생각해 보시라!

간은 목(木)으로 나무요, 신장은 수(水)로 물이다. 겨울은 내면이 뜨겁고 바깥은 추워서 수생목(水生木)을 해줄 수 없으니 간목은 신수를 공급받지 못하여 약해져 있고, 뜨거운 여름을 거쳐온 폐장 금(金)은 열 기운에 의해 약해질 대로 약해져 있는 것이기 때문에 8월에 출생한 사람의 약 처방은 당연히 맵고, 짜고, 시고, 떫고, 달고, 쓰고 강도 있게 써야 하는 것이다.

이유는 입태(임신)되는 월과 출생한 월이 청년과 같은 달이기 때문이다.

자연의 섭리로 볼 때 9월은 가을의 마지막을 장식하고 한로(寒露)와 상강(霜降)을 맞아 한 해 동안 풍화작용에 시달리며 애써 키워온 오곡백과를 수확하는 풍성한 달이다. 그리고 9월은 가을의 바턴을 겨울에게 넘겨주는 늙고 메마른 흙(戌土)의 달이기도 하다.

9월에 출생한 사람들이 입태(임신)가 되는 달은 그 지난해 12월이 되는데, 12월은 소한(小寒)과 대한(大寒)의 극한 추위를 맞아 동장군의 힘이 산천을 꽁꽁 얼어붙게 하고 모든 초목은 지하의 품안에서 뜨거운 온열의 기운으로 보호를 받는 달이다.

이와 같이 우리 인간의 몸도 절기의 영향을 받아 몸 밖은 추워도 몸 안은 갈무리하는 열기의 힘이 작용한다. 그러면서 입태가 되면서 뜨거운 환경에서 뜨거운 음식의 열기를 극도로 받아 출생하기 때문에 수생목(水生木) 상생의 편고로 물 공급을 제대로 못 받는 간은 선천적으로 약해져 생혈 부족으로 인한 기 부족으로 만 가지 병이 오는 것이다.

특히 9월과 3월에 출생한 사람들에게 병이 오면 약을 복용해도 효과를 쉽게 보지 못한다. 다른 월에 출생한 사람들에 비해 3월이나 9월에 출생한 사람들은 열 첩을 복용해

도 다른 사람 한 첩을 복용하는 효과밖에 나지 않는다는 것
을 참고하기 바란다.

겨울의 10월생 처방 원리

자연의 섭리로 볼 때 10월은 입동(立冬)과 소설(小雪)을 맞이하여 봄, 여름, 가을을 지나오면서 짓궂은 비바람과 변덕스런 풍화 속에 시달리며 만물을 겨울잠에서 깨워 싹을 틔워서 키우며 건강하게 성장시켜 후손의 씨앗을 수확으로 남기게 하고, 또다시 다음 세대를 이어가기 위한 준비를 하기 위하여 황홀한 원색의 옷을 벗어버리고 검은 옷으로 갈아입고 모든 초목과 함께 겨울잠에 들어가는 달이다.

또한 겨울잠에 들어가면서 갈무리한 온기는 모든 생명을 보호하기 위하여 봄이 오기 전에는 절대로 분열하지 않는 냉정하고 엄숙한 준법의 달이기도 하다.

10월에 출생하는 사람들이 입태(임신)가 되는 달은 그해 1월인데 자연 섭리로 볼 때 1월은 겨울잠에서 막 깨어나는 나무가 겨울한테 봄의 바턴을 이어받은 단계라 힘이 없고 목생화(木生火) 상생작용의 뒷받침이 없다. 즉, 쉽게 이해를 돕자면 나무가 불한테 상납할 수 있는 힘이 없으니 불은 나무의 상납이 없으면 불이 꺼질 수밖에 없는 것과 같기 때문에 선천적으로 10월에 출생한 사람은 심장의 기능이 약하게 출생하게 되어 기화 부족으로 인해 병이 발생하게 되는 것이다.

　그래서 약 처방은 부드럽게, 따스하게, 경하게 써야 하는 것이다.

　이유는 시작되는 계절의 월이 연약하기 때문에 강하고 자극 있는 약을 쓴다면 오히려 독이 될 수 있기 때문이다.

겨울의 11월생 처방 원리

자연의 섭리로 볼 때 11월은 청년과 같은 겨울이라 대설(大雪)과 동지(冬至)를 맞이하면서 산천은 검은 옷을 흰 옷으로 갈아입고 행여나 동장군의 침범으로 갈무리하고 있는 생명체에 이상이 생길까 염려하여 지하의 온도를 뜨겁게 높여 모든 생명체를 품안에 안고 있는 달이다.

11월에 출생한 사람들은 입태(임신)가 되는 달의 기후가 경칩과 춘분(春分)을 맞이하면서 모든 초목의 눈과 싹을 틔우려고 애는 쓰지만 아직은 온기의 힘이 부족한 2월이라, 목생화(木生火) 상생해주는 여력이 없어 나무의 상납을 받아야 힘을 쓰는 불길 화(火)는 도움을 못 받아 힘이 없는 관계로 선천적으로 11월에 출생한 사람들은 심장 기능이 약하게 출생하기 때문에 기화 부족으로 인한 신수 순환 부족으로 만 가지 병이 오는 원인이 된다.

쉬운 말로 이해하자면, 보일러에 불길이 약해져서 온돌방에 순환이 잘 되지 않아 만병은 냉으로 시작된다는 것이다.

11월의 처방 원리는 뜨겁고, 시원하고, 달고, 맵고, 시고, 떫고, 쓰고, 짜고, 강하게 써야 한다.

이유는 계절의 중간은 청년과 같이 힘이 있기 때문에 강도 있게 처방을 내어도 흡수할 수 있는 능력이 있기 때문이다.

12월은 마지막 달로 늙은 겨울의 꽁꽁 얼어붙은 흙(土)의 달이다.

자연 섭리에 따라 소한(小寒)과 대한(大寒)을 맞이하는 12월은 겨울 동안 모든 생명체를 품어 안고 온기로 갈무리하다가 정이 들어 봄에게 내어주기 아까워서 동장군의 힘을 입어 안간힘을 쓰는 가장 추운 달이다.

그러나 자연의 섭리와 절기와 순행의 법칙을 누가 막을 수 있겠는가? 소한, 대한의 극심한 추위라 할지라도 동지를 지나 태양은 길어지는 쪽으로 기울고 있으니 곧 겨울의 바턴도 봄에게 물려줄 수밖에 없는 것이다.

12월에 출생한 사람은 그해 3월이 입태(임신)가 되는 달인데, 자연의 섭리로 볼 때 3월은 봄이지만 시궁창 같은 늙은 흙(土)의 달이다. 3월의 기후는 태양의 따뜻한 기운으로 지하수를 뽑아올려 기화하니 산천초목은 하루가 다르게 형상화되면서 형형색색의 잎이 나기 시작하여 꽃이 피니, 봄에 나무는 자신의 몸만 돌보기도 바쁜 달이라 목생화(木生火) 상생해주는 힘이 모자라게 되는 것이다.

또한 3월은 봄의 마지막 달이다. 대지는 하루가 다르게 더워지기 시작하고 땅속은 냉해지는 시작의 달이라 정자가 난자를 만나 사람의 아들로 형성되는 순간부터 냉해지는 환경에서 여름을 만나게 되니 차가운 음식의 냉기를 받아 형성되어 출생하게 된다. 따라서 12월에 출생한 사람들은 선천적으로 심장 기능이 약하고 극심한 냉기를 짊어지고 이 세상에 나왔기 때문에 약 처방도 뜨겁고, 맵고, 시고, 떫고, 달고, 쓰고, 짜고, 강도 높게 써야 효과를 볼 수 있는 것이다.

그 이유는 입태(임신)되는 순간부터 냉한 기운을 받은 몸인데다 병이 올 수 있는 원인의 뿌리가 깊기 때문이다. 특히 겨울에 출생한 사람들의 질병은 다른 계절에 출생한 사람보다 세 배는 더 많은 증상들이 나타난다.

5장
처방 이전의 예방을 위한 조언

인간은 음양의 질서를 깨트리는 죄인이다.

내가 인간은 죄인이라고 하면 다들 무슨 죄냐고 되물을 텐데, 그것은 바로 음양순행의 법칙을 깨트린 죄이다. 어떻게 죄가 저질러졌는지, 지금부터 우리 모두 스스로 음양 질서를 깨트린 죄가 몇 가지나 해당되는가 생각해보기로 하자.

하나. 음식은 양이요 물은 음이라고 했으니 음과 양을 혼합해서 섭취하고 마신 죄!

하나. 음식은 불이요 물은 음이라고 했으니 물하고 불하고 혼합해서 섭취하고 마신 죄!

하나. 음식은 낮이요 물은 밤이라고 했으니 낮과 밤을 혼합해서 섭취하고 마신 죄!

하나. 음식은 남자요 물은 여자라고 했으니 남자와 여자를 혼합해서 먹은 죄!

하나. 음식은 (+)플러스요 물은 (-)마이너스라고 했으니 (+)(-)를 합선시켜 먹은 죄!

하나. 음식은 양전자 물은 음전자라고 했으니 음전자 양전자를 혼합해서 먹은 죄!

인간은 이 여섯 가지 음양 순행법칙을 깨트린 최대의 범법자로, 죄인이 되었기에 질병에 시달리다 늙고 병들어 사형집행을 받는 것이다. 인간에게 만병이 오는 원인은 잘못된 음식 습관 때문이다.

음양을 혼합해서 섭취하고 마시니 음양이란 용어도 없어졌고,

물과 불을 혼합해서 섭취하고 마셨으니 태울 것은 태워주지 못하고 씻어줄 것은 씻어주지 못하게 되고,

대우주의 지구는 낮과 밤이 운행되었을 때 만물을 생산할 수 있듯이 인간은 낮과 밤을 혼합해서 섭취하여 마셨더니 소우주 몸 안에서는 영양분을 생산할 수 없고,

(-)마이너스와 (+)플러스를 합선시켜 먹고 마셨더니 육체의 나라에 공장이 가동되지 않아 생산과 정화를 시키지 못하고,

음전자와 양전자를 혼합해서 섭취하고 마셨더니 물을 변화시켜 기화하고 기가 변하여 물이 되게 하는 수승하강의 순환에 장애를 주어 만병이 오는 것이니,

이 모든 것은 음식 먹는 습관이 잘못되었기 때문이다.

계속해서 만병이 오게끔 음식을 섭취하고는, 병이 나면 엉뚱한 곳에 가서 그 무엇을 찾아 고치려고 하니 한 가지 병을 가지고 만 가지 약을 찾아 헤매는 것과 같기 때문에 복잡다사한 일들이 생기는 것이다.

오늘날의 첨단과학이 사람을 만들어낼 수 있을 정도로 발달했다고는 하지만, 철학적인 음양의 측면에서 볼 때 원인도 모르고 결과에만 치중된 방법으로는 아무리 치료를

해봐도 근본이 해결되지 않는다.

　순환의 법칙에서 보면 만 가지 병이 오는 원인은 앞에서 밝혔듯이 어느 한쪽의 부족함뿐이다. 즉 '좌'가 부족한가, '우'가 부족한가, 오직 여기서 발병하는 것이다. 증상은 천태만상으로 나타나도 원인은 하나뿐인데 의학계에서는 많은 증상이 나타나면 그저 합병증이라고만 하고 있으니 사계절 체질 건강법의 관점에서 볼 때는 안타까울 뿐이다.

부족한 것을 채우는 음식 먹는 법

인간이 선천적으로 한 가지 부족한 오행을 가지고 태어나다 보니, 부족한 것을 채우기 위하여 노력하게 되고 그리하다 보면 자신을 새롭게 창조하는 법을 알게 된다. 필자는 이것이 인간의 노력을 귀히 여기는 조물주의 태산 같은 은혜라고 생각한다.

그 누구에게나, 한 가지 부족한 것은 좋은 약이나 건강식품이나 영양 많은 음식을 섭취한다고 채워지는 것이 절대로 아니다. 그 해답은 오직 음식 먹는 법에 있다.

음양순행의 법대로만 먹고 마시면 병이란 이름조차도 모를 것이요, 법을 알고도 먹고 마시다 병에 걸렸다면 최대의 치욕으로 생각해야 할 것이다. 인간에게는 모자라는 오행을 스스로 채워줄 수 있는 법도 있고 사계절의 원인 처방법도 있기 때문에 본래 불치병이란 있을 수 없다.

인간이 선천적으로 부족한 부분을 가지고 출생한 것을 채워주는 방법이 얼마나 쉽고 간단한 법인가를 알아보자.

이제부터 이 책을 읽고 이해가 되는 독자들은 밥상에서 국과 찌개 자체를 추방해야 한다. 혹시 국과 찌개가 밥상에 있다 할지라도 젓가락으로 건더기만 건져 먹어야 한다. 음식을 먹을 때 명심해야 할 원칙은 다음의 두 가지다.

1. 음식을 섭취할 때 반찬하고만 섭취한다.
2. 물은 식후 1~2시간 후부터 다음 식사 2시간 전까지만 마신다.

이것이 인류가 필히 살기 위하여 먹고 마시는 법이다. 이렇게 간단한 법을 모르고 인간이 창조된 이래 마시는 음식 문화가 만 가지 병에 시달리게 하는 것이다.

그러면 식후 1~2시간 후에 물을 마시게 되면 몸에는 어떤 증상이 나타나는가?

— 음식을 섭취하였을 때 물 없이 먹게 되면 침하고 골고루 반죽이 되어 넘어간다.
— 음식을 섭취한 후 1~2시간 참으면 소화액이 강하게 분비되어 소화가 잘 된다.
— 음식을 섭취하였을 때 물을 마시지 않으면 포만감이 없어 배가 편안해진다.

— 아랫배가 뜨거워지면서 호흡을 깊게 쉴 수 있어 단전호흡이 잘 된다.

— 피로가 없어지고 정신이 맑아지고 몸이 가벼워진다.

— 만성변비, 위장병, 습관성 설사, 비만 등으로 고생하는 분들은 15일 만에 신기할 정도로 효과가 난다. 단 습관성 설사나 위장병이 있으면 생과일, 생야채도 피하는 게 좋다.

기타 그 어떠한 질병이라도 5~15일이면 99.9퍼센트는 다 효과를 볼 수 있다는 것을 확인할 수 있다. 위와 같은 증상은 누구나 다 체험으로 느낄 수 있는 것이다.

그러면 '밥따로 물따로' 음양식사를 실천하게 되면 어떤 작용으로 이렇게 빠른 시일에 효과를 볼 수 있는 것일까?

앞에서 음식을 가지고 음양으로 분리한 생활철학으로 설명을 하자면 이렇다.

— 음과 양의 위치 선정이 되고

— 물과 불은 서로의 할 일을 다 하게 되고

— 남자와 여자는 뚜렷한 모습으로 나타내고

─ 낮과 밤의 운행이 되고

─ (-)(+)가 합선되었던 것을 퓨즈를 갈아 끼웠으니 공장이 가동되고

─ 음전자와 양전자는 수승하강이 잘 되게 하기 때문이다.

그래서 오행의 순환에서 모자라는 부분을 채워가며 기혈 순환을 하기 때문에 빠른 시일에 효과가 나타나는 것이다. 지구촌에서 살아가는 모든 동식물 생명체는 살기 위하여 먹어야 한다는 점에 가장 큰 공통점이다. 그러나 인간만은 대우주의 축소판이요 핵이기 때문에 천기의 운행법칙에 따라 먹는 법이 따로 있는 것인데, 그 법이 바로 밥 먹는 시간과 물 마실 시간이다.

식후 두 시간 후에 물을 마시게 되면 오행의 순환 활동이 활발해진다. 위장은 음식에 들어 있는 수분 외에는 물을 싫어한다. 그래서 음식을 섭취하고 2시간 후에 물을 마셔야 하고 2시간 후에 물을 마시게 되면 위장에서 오래 정체하지 않고 빨리 흡수가 되는 것이다. 사람은 살기 위해서 먹어야 하는 것이 기본이지만, 어떻게 섭취하느냐에 따라

그것이 나를 살리는 "구세주식"이 될 수 있고 "저승사자식"이 될 수 있는데, 오늘날의 음식 문화는 모두가 "저승사자식"으로 먹고 있기 때문에 늙고 병들어 저승사자에게 끌려가고 마는 것이다.

이제 인간은 사계절의 영향을 받고 출생하여 무엇이 잘못되어 병이 오는가 하는 원인도 알았고, 간단한 예방 처방도 알았고, 계절별과 월별로 처방의 원리도 알았으니 병이 오기 전에 스스로 깨달아 많이 참고가 되길 바란다.

6장

감기가 오는 원인에서 본
사계절 처방

감기는 한마디로 물을 많이 마신 후유증이다. 감기에는 물을 많이 마시라고 하는 의학계에서는 아마도 내 말을 비판할 것이다. 하지만 감기에는 물을 많이 마셔야 된다는 이론 때문에 첨단과학이 발달하고 의학이 발달해도 감기 하나 손쉽게 뚝 떨어지는 약을 못 만들어내는 것이다.

지금부터 다 함께 감기가 왜 물을 많이 마셨을 때 후유증으로 오는지를 이해해보기로 하자. 사람이 물을 많이 마시게 되면 몸속에 장마가 지는 것과 같다. 예를 들어 장마가 오면 습하고 냉하고 각종 세균들이 활개를 치는 것과 같이, 몸속에도 장마가 나서 속이 냉해지고 습해지기 때문에 숨을 내쉬는 힘은 약하고 들이마시는 힘은 강해서 들숨과 날숨의 마찰이 생겨 기체가 되는 것과 같은 이치인데, 기체가 되는 순간에 바이러스 균이 활동하게 되는 것이다. 이것은 마치 음식을 급하게 먹다가 체하는 것과 같은 이치다. 그런데 의학계는 순간적으로 나타나는 바이러스를 해결하는 감기약을 만들어내려고만 하니, 그렇게 쉬운 감기약 하나도 만들지 못하는 것이다.

또한 세균성 독감이 전염되는 이유도 물을 많이 마시면 사람들의 몸에 장마가 지기 때문에 전염이 되는 것이지, 장마가 지지 않은 사람한테는 절대로 전염이 되지 않는다. 전염되는 독감이나 사스로 인해 집단 수용소에 가 있어도 물만 적게 마시면 절대로 전염되지 않는다. 이 이론에 대해서 비판하는 사람은 감기가 걸렸을 때 음식만 섭취하고 물은 2~3일간 마시지 않으면 쉽게 낫는 것을 확인할 수 있을 것이다. 그러나 아주 심한 독감이 있을 때는 약도 복용해야 된다.

그러면 물을 많이 마셔서 감기가 올 때의 경로는 어떠한가. 내쉬는 냉기의 호흡이 들어오는 들숨에 밀려 후퇴하여 그 냉기가 삼초에 가서 붙으면 목감기가 오고, 위장과 대장에 가서 붙으면 콧물과 몸살감기가 오고, 소장과 방광에 가서 붙으면 으슬으슬 한기가 오며 삭신이 쑤시고 아픈 통증이 온다. 이런 감기는 약을 먹고 땀을 내줘야 감기가 나가는데 약만 먹고 땀을 안 내주면 약을 먹을 때는 괜찮지만 약 기운이 떨어지면 그저 그렇게 여러 날이 반복되면서 만성병으로 악화될 수 있다.

또한 콩나물국에 고춧가루를 넣어서 먹는 민간요법으로 무조건 땀을 많이 내주면, 모든 감기가 개운하게 나을 수 있다는 것을 명심하기 바란다.

감기에는 왜 무조건 땀을 내야 하는가?

속담에 도둑놈을 쫓아내도 길을 두고 쫓아내라는 말이 있다. 만약 길을 열어주지 않고 나가라고 하면 역공을 당해 도로 죽을 수가 있을 것이다. 감기 역시 냉기운을 쫓아낼 길을 열어주고 쫓아내야 나가는 것이다. 길도 열어주지 않고 계속 나가라고 약이나 먹는다면 오히려 감기가 불치병으로 될 수 있다. 필자는 이런 사례도 여러 명 보았다.

감기의 처방

감기 증상의 이론을 경우의 수로 확대하면 스물네 가지가 있다. 그러나 간략히 세 가지로 축소해보면 다음과 같은 민간 처방으로 90퍼센트의 감기는 다 해결된다. 사람들은 돈 안 들어가는 처방을 예사로 넘겨버리는 경향이 있는데, 다음과 같은 처방은 예사로 넘기지 말고 직접 써보면 신기한 효과를 볼 것이다.

① 목감기는 냉기가 삼초에 붙어 있다.

목감기는 열이 나고 기침이 나고 목이 아프고 한기가 오는 등의 여러 가지 증상으로 나타날 수 있다. 이럴 때면 요구르트를 5~6병 정도 끓여서 마시고 땀을 내주면 쉽게 나을 수 있다. 한 번 마시자 효과가 있는데 조금 미진한 느낌이 있다면 한 번 더 먹으면 낫는다.

삼초경에 보면 맵고, 짜고, 떫고, 달고, 신 다섯 가지 맛이 보약인데, 요구르트를 끓여 마시게 되면 이 다섯 가지 맛이 다 들어 있기 때문에 꼭 끓여서 마셔야 보약이 되는 것이다.

그리고 물을 많이 마시게 되면 속이 냉해져서 숨을 쉴 때 들어오는 호흡과 마찰이 되어 후퇴한 냉기가 삼초에 붙어 있게 되기 때문에, 코로는 나갈 시기를 놓치므로 땀을 내어 땀구멍으로 내보내야 한다.

② 콧물과 몸살감기는 냉기가 위장과 내장에 붙어 있다.

콧물과 몸살감기는 머리가 지끈지끈 아프고 재채기가 나고 콧물이 나고 으슬으슬 춥고 몸살이 오는 등의 여러 증상으로 나타날 수 있으니, 이럴 때는 생강을 냄비에 많이 넣어서 진하게 달인 다음 두 컵 정도 이상에 흑설탕을 밥숟가락으로 푹푹 세 숟가락만 타서 마시고 땀을 내주면 나을 수 있다. 한 번 마시고 효과가 있다거나 덜 나았다고 생각되면 한 번 더 해서 마시게 되면 쉽게 낫는다. 위장에는 단맛이 보약이고 대장에는 매운 맛이 보약이기 때문에 생강과 설탕을 타서 먹어야 하는 것이다.

땀을 내는 이유는 목감기와 같다.

③ 삭신이 쑤시는 감기는 냉기가 방광과 소장에 붙어 있다.

삭신이 쑤시는 감기는 춥고 뼈마디와 삭신이 아프고 오줌소태로 화장실에 자주 갈 수 있고, 등짝이 오싹오싹한 기를 느끼는 여러 증상으로 나타날 수 있다.

그러나 감기 증상은 없는 것 같은데도 갑자기 뼈마디나 삭신이 쑤시고 아픈 증세가 있을 때는 커피를 티스푼으로 2~3푼 정도 넣고 소금을 짭짤하게 탄 다음 마시고 땀을 내면 통증이 없어진다.

커피에 소금을 타는 이유는 소장에 보약은 쓴 맛이고 방광에 보약은 짠 맛이기 때문이다. 자세한 내용의 이론은 목감기와 같다. 명심할 사항은 위와 같은 증상에서 한 번 마셔보고 효과가 없으면 한의원을 찾아 3~5첩만 약을 복용해서 땀을 내면 낫는다는 것이다.

　사계절 처방법에서 예방 처방만 기록하고 구체적인 질병 처방법을 게재하지 못한 점에 대해 독자님들께 안타깝고 미안한 마음을 전합니다.

　필자가 수행하며 깨달은 바는 인생이 사는 법도 간단하고 병이 오는 원인도 간단하고 병을 고치는 법도 간단한데, 이러한 간단한 법을 책으로 비디오로 세미나 개최 등 여러 방면으로 알려줘도 등한시하는 마음 자세가 안타까울 뿐입니다.

　질병 치유의 처방을 기록 못하는 이유는 아무리 간단한 사계절 처방이라 할지라도 병에 대한 처방은 증상에 따라 신중을 기해야 할 사항이라 공식적인 예방 처방과 같이 가볍게 다룰 수 없기 때문이니 다시 한 번 미안한 마음과 양해를 구합니다. 그러나 찾는 자는 반드시 구할 것이고, 그 방법 또한 멀리 있는 것이 아님을 이 책을 통해서 알 수 있게 되기를 바랍니다.

　끝으로 만병의 원인과 결과를 나무에 비유해서 다시 설명해보자면, 뿌리가 원인이요 나무는 그 결과입니다. 나무에 이상이 나타나는 결과만 보고 잎사귀나 가지를 잘라내도 근본적 처방이 안 되는 것처럼 사람도 마찬가지입니다. 임신되는 절기가 뿌리가 되는 것이요 이 세상에 태어난 그 몸이 결과가 됩니다. 어느 부위든 병이 발병한다면 임신될 때 생긴 그 뿌리와 원인을 살펴야 하는 법인데, 그것을 모르고 결과적으로 몸에 나타난 증상만 본다면 아무리 치료를 해도 근본이 해결되지 않는다는 것이 사계절 체질 건강법의 이론이라는 점을 명심해주시기 바랍니다.

사계절 건강법 책을 읽으신 독자님들께서는 자세한 처방전 설명은 없고 예방 차원과 원리만 설명해 놓은 것 같아 아쉬움이 많을 것입니다. 그러나 저자의 입장에서는 독자님들이 만성병이나 불치병일 경우 이외에는 음양식사법과 예방 처방법만으로도 99.9퍼센트의 효과를 볼 수 있다고 봅니다. 반대로 만성병이나 암, 버거씨 병 등의 불치병 환자일 경우는 사계절 처방법을 만들어 먹는 법을 글로서는 자세하게 설명하기 어렵고 또한 설명을 한다고 해도 법제하는 법이 어려워 오히려 실수를 하거나 제3자에게 악용을 당할 소지가 있을 수 있기 때문에 설명을 못한 것이니, 이점에 대하여 이해하여 주시고 사계절 처방법 실례담에 수록된 경우와 같은 소수의 환자분들은 안내를 받아 직접 찾아오시면 가능한 한 방법을 자세하게 알려 드리겠습니다.

1. 4계절 음료 만들어 마시는 법
2. 4계절 단식과 금식 수련법
3. 4계절 치유 수련법 등

- 밥물 4계절 자가(自家) 특별 수련법
- 암, 버거씨병, 악성피부병, 에이즈 기타 불치병등
- **상담 안내** | 010-7312-5851

음양식사 동아리 안내

밥따로 물따로 음양식사법을 통해 건강을 회복하거나, 그 취지에 공감하는 분들이 나날이 급증하면서, 직접 홈페이지를 만들거나 인터넷 카페를 만드는 등 동아리 활동이 활발히 전개되고 있습니다. 아래 소개하는 동아리에서는 책을 읽고 실천하시면서 궁금증이나 나타나는 호전반응 등에 대한 회원 상호간에 질문과 답을 해주는 등 일반 독자나 회원들의 관리, 수련회, 친목, 상담 등이 이루어지고 있습니다.

1. 밥따로 물따로 실천 중앙회(약칭, 밥물 중앙회)

인터넷 카페 : http://cafe.daum.net/qkqanf

회장 : 蘭香山 박경수(010-9005-4570)

주소 : 서울 강남구 역삼동 666-13번지 럭키하우스 202호

전화번호 : 02-568-3550

2. 밥따로 물따로 수련회 안내

밥따로 물따로 동아리에서 여름방학과 겨울방학을 이용해 수련회를 개최하고 있습니다.

여름 수련회는 7월 말에서 8월 초에 이루어지며, 겨울 수련회는 연말과 설날(구정) 사이에 진행됩니다.

기타 자세한 일정은 인터넷 카페(http://cafe.daum.net/qkqanf)을 통해 공지하며 문희 사항은 회장 박경수 님(010-9005-4570)에게로 연락 바랍니다.

3. 밥따로 물따로 음양 건강회

홈페이지 : www.babmool.com

운영자(강영애) 연락처 : 011-535-3320

4. 밥물 자세 수정체조 안내

건강의 비결은 올바른 식사와 바른 자세에 있습니다. 올바른 식사법인 밥따로 물따로를 실천하면서 우리 몸의 근골격계 질환과 나쁜 자세를 수정하는 방법을 제시해드립니다.

왜냐하면 나쁜 자세는 대사작용에 부담을 주게 되어 성인병을 일으키는 원인이 되기 때문입니다. 따라서 몸의 나쁜 자세를 자세수정요가행법으로 수정해주게 되면 인체의 생리기능이 강화되므로 건강회복에 탁월한 효과를 나타내게 됩니다.

자세한 내용은 인터넷 카페(http://cafe.daum.net/cpgud)나 밥물 중앙회(02-568-3550)로 연락 바랍니다.

독자님께 권유합니다!

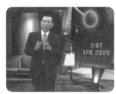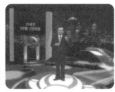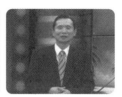

李祥文의 21세기 4차원 건강강좌 비디오

『밥따로 물따로 음양식사법』을 읽으신 독자분들에게 건강강좌 비디오를 권합니다.

책을 읽고 이해가 되시는 분들은 더욱 확신을 갖게 될 것이고, 이해가 안 되는 분들은 이해가 되어 온 가족이 식생활 습관을 개선하여 건강한 생활을 할 수 있기 때문에 각 가정마다 1호 가보가 될 수 있다는 것을 확신하기에 권유하는 바입니다. 특히 암환자나 불치병 환자들은 반드시 비디오를 보시기 바랍니다.

이상문의 21세기 4차원 건강강좌 밥따로 물따로 비디오세트를 구입하시는 분께는 신비의 '음양침술 비법' 비디오를 무료로 드립니다.

음양침술은 우리 인체의 365혈을 단 7혈만 사용하기 때문에 어느 부위가 어떻게 아프든지 1~3개만 꽂으면 1분 이내로 효과가 납니다.

또한 간단한 공식이 있고 만 분의 1이라도 부작용이 없기 때문에 남녀노소 누구나 비디오만 보시면 침을 놓을 수 있으므로 꼭 필요한 가정의학이 될 것입니다.

이상문의 '21세기 4차원 건강강좌' 밥따로 물따로는 CD세트도 있습니다. 일반컴퓨터에서만 보실 수 있습니다.

저자 홈페이지 : www.21cll.net
저자 사무실 상담전화 : (02)861-5851~2
구입처 : 서울시 관악구 신림 4동 500-1 201호 〈음양사〉
온라인 입금시 : 국민은행 041-21-0832-708 (예금주 이학주)
가격 : 330,000원

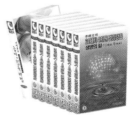

정신세계사의 책들

【겨레 밝히는 책들】

한단고기
사대주의와 식민사학에 밀려 천여 년을 떠돌던 문제의 역사서/임승국 역주

天符經의 비밀과 백두산족 文化
우주의 원리가 숨쉬는 秘典 《天符經》의 심오한 세계와 우리 문화/권태훈 지음

민족비전 정신수련법
우리 민족 고유의 정신수련법을 정리, 해설한 책/봉우 권태훈 옹 감수/정재승 편저

실증 한단고기
25사에 나타난 단군조선과 고구려·백제·신라의 대륙역사를 파헤친다/이일봉 지음

우리말의 고저장단
우리말의 고저와 장단의 유기적 시스템을 완벽하게 입증해낸 역작/손종섭 지음

숟가락
숟가락 문화를 통해 본 우리말, 우리 풍속의 역사/박문기 지음

장보고의 나라
장보고호 한중일 횡단 뗏목탐험기. 해상왕 장보고가 빚다 만 미완성의 제국 '장보고의 나라'가 되살아난다!/윤명철 지음

아나타는 한국인
일본과 한국의 언어학자가 함께 찾아낸 일본어의 유전자/시미즈 기요시·박명미 공저

한자로 풀어보는 한국 고대신화
한자를 통해 새로 쓰는 한국 고대사! 한자 속에 담긴 오천 년 비밀의 역사/김용길 지음

우리민족의 놀이문화
우리민족 고유의 스포츠, 놀이, 풍속의 기원과 역사를 밝힌다/조완묵 지음

【몸과 마음의 건강서】

사람을 살리는 생채식
불치병, 난치병을 완치시키는 비방인 생채식의 원리와 방법을 밝힌 책/장두석 지음

기와 사랑의 약손요법
한국 전래의 약손정신을 기공과 경락의 이론과 결합한 맨손 나눔의 건강법/이동현 지음

밥따로 물따로 음양식사법
10만여 독자가 그 효력을 입증하고 있는 음양감식조절법/이상문 지음

암이 내게 행복을 주었다
암을 극복한 사람들, 그 기적 같은 치유의 기록/가와다케 후미오 지음/최승희 옮김

자연치유
하버드 의대 출신의 의학박사가 밝히는 자연치유의 원리/앤드류 와일 지음/김옥분 옮김

손으로 색으로 치유한다
손에 색을 칠해 병을 낫게 하는 신비의 색채 치유/박광수 지음

박광수의 이야기 대체의학
충무공의 기록을 토대로 새로이 밝혀낸 거북선과 임진해전의 진상/정광수 지음

사람을 살리는 사혈요법
피가 맑으면 모든 병이 물러난다. 사혈요법의 원리와 실제 치료의 모든 것/양태유 지음

건강도인술 백과
젊음과 아름다움을 지켜주는 중국 3천 년 건강법/하야시마 마사오 지음/김종오 편역

예뻐지는 도인술
중국 3천 년 미인 비결, 여성을 위한 생활 도인술 모음집/편집부 엮음

【수행의 시대】

명상의 세계
명상의 개념과 역사, 명상가들의 일화를 소개한 명상학 입문서/정태혁 지음

박희선 박사의 생활참선
과학자가 터득한 참선의 비결과 효과. 심신강화의 탁월한 텍스트/박희선 지음

붓다의 호흡과 명상(전2권)
불교 호흡 명상의 근본 교전《安般守意經》과
《大念處經》번역 해설/정태혁 역해

보면 사라진다
수행인들의 생생한 체험을 통해 만나는 붓다
의 위빠사나/김열권 지음

나무마을 윤신부의 치유명상
치유의 수단으로 바라본 명상의 다양한 기술
(명상CD포함)/윤종모 지음

게으른 사람을 위한 잠과 꿈의 명상
티베트의 영적 스승이 들려주는 잠과 꿈을 이
용한 명상/텐진 완갈 린포체 지음/홍성규 옮김

하타요가와 명상
동식물과 자연을 표현한 요가 동작의 깊은 의
미와 목적을 명상상태에 대한 비유로 해설한
책/스와미 시바난다 라다 지음/최정음 옮김

호흡수련과 氣의 세계(전3권)
한 공직자가 실사구시의 관점으로 밝혀낸 호
흡수련의 구체적인 방법과 효과, 꼼꼼한 체험
기록/전영광 지음

요가 우파니샤드
국내 최초의 요가 수행자가 전하는 정통 요가
의 모든 것/정태혁 지음

누구나 쉽게 깨닫는다
나와 우주가 하나되는 지구점 명상. 누구나
할 수 있는 단순한 수련/김건이 지음

달라이 라마의 자비명상법
나 스스로 관세음보살이 되는 가장 쉽고 빠
른 길/라마 툽텐 예세 해설/박윤정 옮김

붓다의 러브레터
조건 없는 사랑을 체계적으로 길러내는 자애
명상 실천서/샤론 살스버그 지음/김재성 옮김

실버 요가
노인의, 노인에 의한, 노인을 위한 국내 최초
의 요가 실천서/정태혁 지음

【자연과 생명】

식물의 정신세계
식물의 사고력, 감각와 정서, 초감각적 지각
의 세계/피터 톰킨스 외 지음/황정민 외 옮김

동물은 무엇을 생각하는가
의식적이고 효율적으로 사고하는 동물의 정

신세계/도널드 그리핀 지음/안신숙 옮김

장미의 부름
시를 쓰고 우주와 교신하는 식물의 신비로운
세계/다그니 케르너 외 지음/송지연 옮긴

동물도 말을 한다
동물은 무엇을 생각하고 어떻게 느끼는가?
텔레파시로 전해 듣는 동물의 세계/소냐 피
츠패트릭 지음/부희령 옮김

【점성/주역/풍수】

인간의 점성학
점성학의 가장 기본이 되는 인사점성학의 결
정판. 천궁도 작성CD 포함/유기천 편저

윷경
민속놀이에서 찾아보는 고대민족문화사의 보
고/심원봉 편역

주역의 과학과 道
음양으로 풀어보는 우주와 인간의 비밀/이성
환 · 김기현 공저

알기 쉬운 역의 원리
원리를 모르면 외우지도 말라! 주역, 음양오
행, 사주명리의 길잡이/강진원 지음

명당의 원리
잃어버린 우리의 정신문명, 그 명당의 원리가
처음 밝혀진다/덕원 지음

알기 쉬운 역의 응용
독자 스스로 자신에게 필요한 오행을 찾게 하
는 종합 생활역학 실용서/강진원 지음

역으로 보는 동양천문 이야기
하늘, 땅, 사람을 아우르는 제왕의 학문인 동
양천문학의 소중한 입문서/강진원 지음

【비소설】

우리는 명상으로 공부한다
민족사관고 수재들의 氣 살리고 성적 올리는
명상학습 비결/민정암 지음

무탄트 메시지
호주 원주민 참사람 부족이 '돌연변이' 문명
인들에게 보내는 자연과 생명과 영성에 대한

메시지/말로 모건 지음/류시화 옮김

비르발 아니면 누가 그런 생각을 해
황제 아크바르와 신하 비르발이 지혜를 겨루
는 우화 54편/작자 미상/이균형 옮김

영혼의 거울
인간의 육체와 심령을 정밀하게 해부한 수십
폭의 그림 속으로 떠나는 환상여행/알렉스
그레이 지음/유기천 옮김

인도네시아 명상기행
인도네시아 섬 누스타리안, 그곳에서 일어나
는 자연과 치유, 원시의 이야기/라이얼 왓슨
지음/이한기 옮김

행복한 아이 성공하는 아이
상담전문가 윤종모교수의 자녀교육 특강/윤
종모 지음

세상 속에 뛰어든 신선
소설《단》의 실제 주인공 봉우 권태훈 선생의 개
인적, 사회적 행적과 일화 모음집/정재승 지음

바이칼 한민족의 시원을 찾아서
각계의 전문가들과 여행자들의 바이칼 현지
답사를 통한 한민족의 뿌리 찾기/정재승 지음

그대를 위한 촛불이 되리라
스스로를 무식한 영웅이라 칭하는 음양식사
법의 창안자 이상문 선생이 숨김없이 밝히는
자신의 수행과정/이상문 지음

세계를 이끌어갈 한국·한국인
새롭게 한반도를 진원지로 하여 펼쳐질 생명
문화의 모습과 한민족과 한반도에 부여된 21
세기의 사명/이상문 지음

여자 혼자 떠나는 세계여행
'나홀로' 여성 스물두 명의 지구촌 여행기/탈
리아 제파토스 외 지음/부희령 옮김

오리에게
순수에 바치는 아름다운 잠언/마이클 루니그
지음/박윤정 옮김

초인들의 삶과 가르침을 찾아서
인류에게 진리의 빛을 던져주는 불멸의 초인
들, 그들이 펼치는 기적의 초인생활/베어드
T. 스폴딩 지음/정창영·정진성 옮김

춤추는 사계
흑백사진, 그 흙빛에 담아낸 한국의 사계와
풍경이야기/이대일 사진 찍고 씀

도시 남녀 선방가다
선 수행와 연인들의 사랑을 접목시킨 21세기
사랑의 기술/브렌다 쇼샤나 지음/부희령 옮김

죽기 전에 알아야 할 영혼 혹은 마음
수호령, 천사, 유령, 소울메이트 등 우리와 늘
함께하는 영혼들의 이야기/실비아 브라운 지
음/박윤정 옮김

세계 명상음악 순례
영적으로 가장 고양된 상태의 음악, 명상음악에
대한 개론서이자 에세이/김진묵 지음

말리도마
문명에 납치된 아프리카 청년 말리도마가 태
초의 지혜를 되찾아간 생생한 기록/말리도마
파트리스 소메 지음/박윤정 옮김

라마크리슈나
노벨문학상에 빛나는 로맹 롤랑이 집필한 인
도의 대성자 라마크리슈나 일대기/로맹 롤랑
지음/박임, 박종택 옮김

마음의 불을 꺼라
현대 사회의 문젯거리가 되고 있는 일상의 분
노와 상처에 대처하는 능력을 키운다/브렌다
쇼샤나 지음/김우종 옮김

이디시 콥
유대의 랍비가 펼쳐보이는 탈무드식 위기탈
출법과 상황을 반전시키는 열린 생각의 마법
/랍비 닐턴 본더 지음/김우종 옮김

풀 한 포기 다치지 않기를
베트남전에 참전한 후로 마약과 섹스와 알코
올 중독자이자 노숙자로 전전했던 청년이 십
수 년에 걸쳐 평화순례를 이끄는 선승禪僧으
로 변해가는 감동적이고 가슴 아픈 이야기/
클로드 안션 토머스 지음/황학구 옮김

또 하나의 나를 보자
45년간 물만 먹고 살아오며 그 고통을 사랑
으로 승화시킨 여인 양애란의 삶과 그 뜻/양
애란 구술/박광수 엮음

흔들리거나 반짝이는
음악이라는 안경을 통해 세상을 바라보는 범
상치 않은 음악평론가 김진묵의 삶과 음악 이
야기/김진묵 지음